U0917308

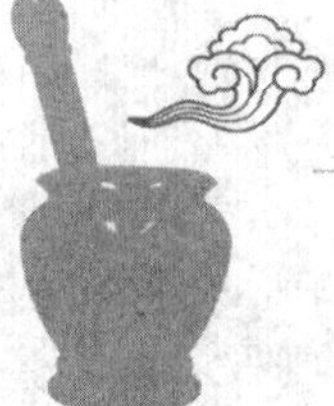

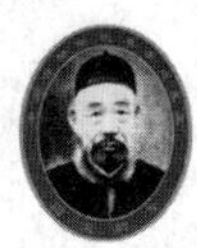

清｜代｜御｜医｜秦｜本｜煜｜第｜八｜代｜嫡｜传｜世｜医

中华妙方

四季养生一本通

秦旭东◎编著

江西科学技术出版社

图书在版编目（CIP）数据

四季养生一本通 / 秦旭东编著 . -- 南昌 : 江西科学技术出版社 , 2024.5

（中华妙方）

ISBN 978-7-5390-9015-3

Ⅰ . ①四… Ⅱ . ①秦… Ⅲ . ①养生（中医） Ⅳ . ① R212

中国国家版本馆 CIP 数据核字（2024）第 100821 号

赣版权登字：-03-2024-119

选题序号：ZK2023439

四季养生一本通 秦旭东 编著

SIJI YANGSHENG YIBENTONG

出版发行 江西科学技术出版社有限责任公司

社址 南昌市蓼洲街 2 号附 1 号

邮编：330009 电话：（0791）86615241 86623461（传真）

印刷 三河市南阳印刷有限公司

经销 各地新华书店

开本 710mm × 1000mm 1/16

字数 240 千字

印张 15

版次 2024 年 5 月第 1 版

印次 2024 年 5 月第 1 次印刷

书号 ISBN 978-7-5390-9015-3

定价 59.80 元

赣版权登字 -03-2024-119

前言

随着人们生活水平的不断提高，健康长寿已经成为人人关心的话题。如何才能健康？怎样才能长寿？中华妙方为我们打开健康之门，破解长寿密码。

中华妙方，就是流传在中华大地上，对各种疾病的理疗方法。它们有的源于古代医书，有的来自民间智慧，有的甚至是世代相传的秘方。这些方子看似简单，却有着丰富的内涵和神奇的疗效。

首先，中华妙方针对性强、副作用小、使用方便。方子针对具体病症而制定，能直击病灶，迅速缓解病情。由于其成分常见，副作用较小，更适合家庭使用。

其次，中华妙方成本低廉、易得易用、制作简单。方子只需要一些常见的草药、食材或日常用品，价格低廉，易于获取。制作方法简单易懂，无需特殊设备，易于操作。

中华妙方蕴含着前人的智慧和经验，我们通过学习和研究，从中汲取精华，传承和发扬中医文化。同时，我们也可以根据现代医学理论和科技手段，对方子进行改良和创新，使其更加符合现代人的需求。

本书针对四季各种疾病，从头到脚，从内到外，分门别类，节节深入，从根本上讲述疾病的形成原因。本书行文简洁，通俗易懂，让大家高效掌握养生知识，通晓医理病理，防患于未然。

需要注意的是，虽然中华妙方具有诸多优点，但并非适用于所有人和所有病症。使用方子时，我们应咨询专业医生的意见，确保安全有效，以免延误病情。

总的来说，中华妙方是我们守护健康的重要工具。让我们一起发掘和利用这些宝贵的资源，为我们的健康保驾护航。

本书不足之处，敬请读者批评指正。

目录

第一章 春季养生妙方

第三章
秋季养生妙方

第四章 冬季养生妙方

第一章

春季养生妙方

治疗春困妙方

症状： 春困

妙方： ① 黄芪 15 克，黄精 10 克，大枣 6 枚。水煎服。一日一剂，气虚体弱、倦怠乏力等症状者，效果最佳。② 核桃 5 个，佛手片 6 克，丹参 10 克。将丹参佛手煎汤，核桃仁加白糖捣烂成泥，加入丹参佛手汤中拌匀，用小火煎煮 10 分钟冷却即可饮用。③ 糯米 100 克，薏米 500 克，红枣 50 克。将糯米捣碎，薏米仁洗净，红枣去核后一同入锅，加清水适量煮粥，待粥煮至浓稠时，放入适量红糖再煮片刻即可食用。

药理： 中医认为，春天宜补肝。因肝血不足或摄取不当、积劳内伤等，均可导致气虚，使人感到精神疲乏、四肢乏力、懒言、易出汗等。此时，应选择些甘平益气、养血类补品，以益气补虚。

进入春季后，随着气温升高，身体的毛孔、汗腺、血管开始舒张，皮肤血液循环也旺盛起来。人们开始出现乏力、想睡觉、精神状态不佳等情况，这就是人们常说的“春困”。

由于冬、春两季的气候变化大，人的身体需要有一个适应调整的过程。人们在寒冷的冬季和初春受低温的影响，皮肤汗腺收缩，以减少体内热量的散发，保持体温恒定。进入春季，气温升高，皮肤毛孔舒展，供血量增多，而供给大脑的氧相应减少，使大脑工作受到影响。每天早晨哈欠连天、浑身懒洋洋的，干什么都提不起精神。这是由于季节变化明显，早晨环境又宜人酣睡，大多数人都说睡不醒，从而出现“春困”。一旦出现这种情况，首先要注意作息时间，每天要保证正常的睡眠。一般来说，每天睡眠 8 小时左右就可以了，如果增加睡眠反而可能降低大脑皮层的兴奋，使之处于抑制状态，使人变得更加昏昏欲睡，无精打采。

临床研究证实，春困与人体蛋白质缺少、机体处于偏酸环境和维生素摄入不足有关。因此在冬、春季节交替时，要注意增加蛋白质的摄入，适当增加鱼类、鸡蛋、牛奶、豆制品等食物，以保证人体优质蛋白质的需要。多食碱性食物，碱性食物可以中和体内酸性产物，消除疲劳；多食蔬菜，蔬菜中含碱量较多，而菠菜、韭菜为佳。增加维生素的摄入，如维生素 C 有制造细胞间黏连物质的作用，对人体细胞的修补和增长很有帮助；B 族维生素有防止神经系统功能紊乱、消除精神紧张的作用。多食一些含有丰富维生素的食物和蔬菜，对解除“春困”有积极的作用。

除了应用妙方之外，人们还应该注意改变日常饮食生活习惯，以达到防治春困的目的，如多喝清淡的香茶也能醒脑助神，减轻春困。还可增加人与人之间的来往，与朋友一起说说笑话、谈谈趣闻，也会收到很好的解困效果。

另外，风油精、清凉油、香水、花露水等也是良好的解困佳品。有条件者可种养些有芳香味又能提神的时令花草，同时增加点劳作以解除春困倦意。春困是气温回升而产生的一种生理现象，除了坚持体育锻炼之外，还要多到郊外踏青，呼吸新鲜空气。

玫瑰花烤羊心，不让抑郁网住心

症状：春季抑郁

妙方：鲜玫瑰花 50 克(或干品 15 克)，羊心 50 克，食盐 5 克。将鲜玫瑰花放入小锅内，加入食盐，煎煮 10 分钟，待冷备用。将羊心洗净，切成长 5 厘米、宽 3 厘米、厚约 1 厘米的小块，穿在烧签上，反复在明火上烤炙，边烤边蘸玫瑰盐水，烤熟即可食用。

药理：中医学认为，羊心有解郁、补心的功效，对在春季因季节变化引起的忧郁、情绪波动等症状有非常好的防治效果。

《红楼梦》中曹雪芹塑造了家喻户晓的林黛玉，她悲剧的一生集中地表现在她的《葬花词》中。因见落花流水春逝去而悲叹自己难以实现的爱情和无依无靠的身世，把飘落满地的桃花收集起来掩埋掉，以花喻己，抒发出浓重幽深的悲怨，读来不知使多少痴男怨女陪着落泪。

实际上女子伤春是一种正常的现象。“少女怀春，女人伤春”一类的俗语，就是说女子在春天时节特别容易产生感情抑郁、伤感。这是什么原因呢？在中医看来，女子属阴，春天属阳，且春天是一个从阴到阳的过渡阶段，少女属于阴中之阳，能接春天阳气，体内的阳气逐渐上升，且向外发散，其表现就是感情的勃发，所以叫“少女怀春”；春心萌动而不能释怀，所以叫“伤春”。因此在古代的一个节日——上巳节的时候，男女是可以合法约会的，其目的就是避免“伤春”对身体的损害。这一天是什么日子呢？就是现在的农历三月初三，已经演变成“又是一年三月三，风筝飞满天”的风筝节了。从养生的角度来看，这也是一种顺应，一种心情的放飞，更是一种治疗春三月产生情绪变化的良方。

当然，如果出现忧郁、情绪波动、多愁善感的情况，就要格外注意了。因为这时体内阴气偏盛，抑制了阳气的升发，如果不能及时调节，不能与自然界同步，促进人体的阳气正常发散，就很容易患抑郁症或出现抑郁情绪。

如何调整这类情绪呢？心病还要心药医。精神的调适是防止情志病最为重要的。春季正值春暖花开之时，正是出游的大好时机，踏青问柳，游山玩水，都是调理情志的重要手段，而且还有一种与大自然融合的和谐感。除此之外，有意识地培养自己开朗的性格也很重要，一项有关长寿秘诀的调查结果显示，其中96%的寿星都是性格开朗的人。

对于情绪的抑郁，也可通过食疗获得一定的改善。下面，就给大家介绍一道疏肝解郁的美食——玫瑰花烤羊心。这是一道源于《饮膳正要》的药膳，可说是一个古方了。

为什么要选用羊心呢？中医里有句话叫“肝藏血，心行之”，什么意思呢？中医学认为，动物脏器是“血肉有情之品”，“以脏补脏”，容易产生“同气相求”的效果。

中医认为，心与肝的关系密切，“肝藏血，心行之”，如果心血不充盈，或心运行气血功能失司，也即心具有“主血脉”的功能失常，就难以正常运行肝脏所藏之血，久而久之就会使肝气郁结，变得急躁易怒。而经常愁眉不展，就会影响气血运行，难免心血不旺。正因为心与肝的关系异常密切，所以，人们常用“心肝”比喻最亲近、最疼爱的人。

总之，春作为四时之首，既是自然界阳气开始升发的时令，同样也可以看做是养生的开始。此时，应该本着“人与大地相应”的基本出发点，自然向上向外疏发人体之阳气，才可让我们的肝像春天的树木一样开怀舒展。

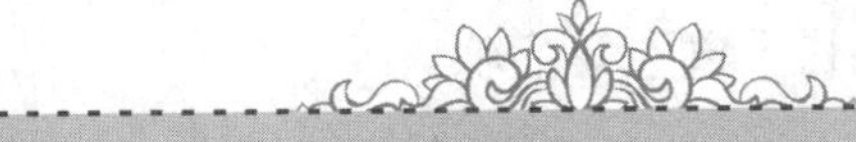

春季心慌气短，至阳内关按一按

症状：心慌气短

妙方：按摩至阳穴效果最明显，疗效最独特。至阳穴是督脉上穴位，位于后背正中心线第七胸椎之下。到了这里，阳气就达到了顶点。另外，如果能配合按摩内关穴，解决心慌、胸闷、气短效果更好。按揉内关穴力道要适当，不可太强，以感到酸胀为佳；以左手拇指螺纹面按右手内关，以右手拇指螺纹面按左手内关，交替进行。

药理：至阳穴为督脉经阳气隆盛之处，按摩刺激该穴有振奋宣发全身阳气、疏通经血、利湿热、宽胸膈、安和五脏等特殊功效。实践证明，经常按摩和刺激至阳穴能治疗很多疾病，特别是对改善肝功能和心脏功能有独特的疗效。如果是心中有事，心脏不好，出现心慌、胸闷、气短、心律不齐等症状时，一按至阳穴很快就会缓解，中医称至阳穴是宽心第一穴。内关穴是心脏的保健要穴，按至阳穴有很好的宁心安神、理气止痛的效果。心脏有问题的人，经常按一按内关穴能起到很好的保健作用。

春季回暖，眼看着温度一天比一天高，不少老年人都觉得虽然阳光普照，可就是打不起精神，还总是感到心慌气闷，稍微动一下，就提不起气来；大清早喜赖床，总觉得累，白天还犯困，精神也不太容易集中。

中医养生专家表示，就一年四季来讲，人的交感神经兴奋度春季比冬季要高。这就会导致血压上升、心率加快，血液中的肾上腺皮质激素和去甲肾上腺素的浓度上升，人体的代谢加快，血小板活性增强，血黏度上升，由此就增加了心脑血管系统的负担和耗氧量，导致缺血缺氧。就像树木在结束冬眠后一定要浇水、施肥，才能保证发芽、长叶、开花、结果。就人体而言，即使是身体健康的人，如果不及时补充人体之需，即补足人的五脏六腑在“复苏”过程中所需要的精、气、神，也很容易出现心慌、倦怠等症状。

为什么人的五脏六腑在“复苏”过程中所需要的精、气、神会出现不足，不能适应春天的生发呢？中医认为，“肾为先天之本，心、肝、脾、肺、肾五脏一体，肾为五脏之母，肾虚为百病之源”。如果我们在冬季时没有补足肾精，导致肾虚，肾气、肾动力不足，就不能在春季正常濡养五脏六腑，从而导致五脏六腑在“复苏”过程中所需要的精、气、神不足。如不及时调理，久而久之还会使其功能衰退加速和紊乱，出现各种临床症状。

出现症状时，有些人轻微，有些人明显，就是因为肾虚程度不一样，五脏六腑功能不一样。比如，五脏功能衰退、紊乱，最常出现的临床症状就是心血管疾病。特别是已患有心血管疾病的老人，在春季表现出的心慌气短的症状就特别明显。

有人提出，中医不是常说“气为血之母，血为气之帅”吗？我们常常把心肌缺血叫做气血不足。既然气血不足，补血可以吗？如果病人属于外伤失血，或久病导致造血功能障碍，针对性补血是可以的。但是由于季节性原因身体功能性心肌缺血是不能补血的，如果在春季人体阳气上升很快的时期，盲目补血会导致病人口干、舌燥、眼睛干、头晕的症状进一步加剧。要改变临床症状要补的是"气"，只有推动血行的气补足了，才能改善春季心脑血管缺血、缺氧的临床症状。

一般来说，春季上火、气亏都是由于过多伤耗肾精造成的。中医讲"肾主志"，心神不宁，说明肾虚，心脉中气不足。恐惧、梦多是典型的肾精亏损的表现，要从补肾入手，同时调节心、肝、脾、肺、肾的功能。中医讲人体的"五液"，和人体的五脏是相对应的。"汗为心液"，春天自汗、熟睡时出汗均是心气不足造成的，也是肾精不足、太阳膀胱经气化不利形成的。只有补足肾精，才能调动肺气，才能达到有助于太阳膀胱经气化水液。不频繁出汗，才有足够的气推动血脉运行，恢复心脑血管供血、供氧，消除症状。

为了有效地补肾阳、滋肾阴，尤其是对于心脑血管缺血、缺氧的人，一定要避免用大热大燥的动物药性或壮阳之物来补肾。心气、肺气是靠肾精及肾元调上来的，不是补上来的，因此春季忌用发物以避免上火，否则会造成五脏功能失调，而服用滋肾阴、补肾阳等食药方才是最安全有效的。

另外，不要吃生萝卜，可以用菊花加适量莲子芯泡水喝，达到平肝火、去肺热、补肾气、调五脏的目的。在平日的自我保健中，可以用手心常搓脚掌心，对身体也很有益处。

每日两杯芹菜汁，平稳血压有奇效

症状：高血压

妙方：鲜芹菜250克，洗净，水焯后切碎捣烂，挤出汁水，每次服1小杯，

1 日 2 次。一般 7 日为一疗程，连用 4 周后，可改为每日服 1 次。

药理：芹菜含酸性的降压成分，对兔、犬静脉注射有明显降压作用；血管灌流可使血管扩张；用主动脉弓灌流法，能对抗烟碱、山梗茶碱引起的升压反应，并可降压。临床对于原发性、妊娠性及更年期高血压均有效。长期食用芹菜，有保持血压平稳之功效。

在蔬菜淡季，翠绿鲜嫩的芹菜尤其受人喜爱，这不仅在于它清香可口，既可热炒、凉拌，亦可做馅，有众多的食法，同时芹菜还有较高的营养价值与食疗价值。中医认为，春季肝阳易亢、肝风易动，可致高血压病人血压升高，情绪波动时甚至发生中风。芹菜性味甘凉，医学研究芹菜具有平抑肝阳、降血压的作用。可见，古人赞其为“菜之美者”并不为过。

芹菜有水芹与旱芹之分，水芹指生长在“江湖陂泽之涯”者，而人们经常食用的多为生长于平地的旱芹。芹菜含有多种对人体有益的营养物质，其中蛋白质和磷的含量比瓜类菜高 1 倍，钙与铁的含量是西红柿的 20 倍。特别是芹菜叶的营养更为丰富，据对芹菜 13 项营养成分的检测，发现芹菜叶有 10 项指标明显超过其茎秆。芹菜有诱人的芳香气味，能够开胃健脾，增进食欲。常食芹菜可促进儿童的生长发育，还可缓解动脉硬化、神经衰弱、便秘等多种中老年疾病。将芹菜切碎与粳米共煮制粥，是老少咸宜的春季养生保健佳品。

春季心肌梗死，妙方来救

症状：急性心肌梗死

妙方：红参 15 克（另煎代茶饮），熟附片（先煎）15 克，山萸肉 18 克，当归18克，全瓜蒌12克，薤白6克，红花6克，煅龙牡各30克，降香6克。水煎服，每日1剂，日服多次。

药理： 中医临床实践表明，急性心肌梗死是因为心阳不振，血行失畅而导致的厥脱。红参可大补元气、复脉固脱、益气摄血，对心力衰竭、心源性休克有很好的疗效。另外，当归、红花等药对活血理气有较好的功效。

春天是急性心肌梗死高发期，特别是在2～4月份，而“倒春寒”的冷空气是促发心绞痛、心肌梗死等心血管疾病的罪魁祸首。尤其是冬季无雪，立春后气温持续偏冷，心血管病人会比平时增加20%以上。春季是急性心肌梗死、心绞痛、心衰病人的危险时段，近年来年轻人发病率也逐渐升高。在此提醒大家，当心倒春寒促发急性心肌梗死。

春季冠心病高发有三方面原因。一是这个时期虽已立春，但气温还很低，且天气变化无常，忽冷忽热，容易引起血管痉挛。特别是老年人血管弹性差，多数伴有血管硬化和血管狭窄，气候的骤变极易诱发心绞痛，突发心肌梗死。医疗气象学研究发现，有77%的心肌梗死患者、54%的冠心病患者对天气变化很敏感。二是此时人们的户外活动增多，心肌耗氧量也随之增加。有的老年人特别是患有冠心病的人，心脏对由静止期到活动期的负荷量耐受性一时不适应，加之活动量过大，易诱发心绞痛或心肌梗死。三是“百草回芽，百病发作”，春季是各种流行性疾病的多发期，加上老年人自身免疫力下降，随着户外活动的增多，细菌感染的机会也随之增多，容易发生感冒、发烧、肺部感染等呼吸系统的疾病，从而诱发或加重心血管疾病。所以，中老年人春季要特别小心防止冠心病复发。

民间“春捂秋冻，到老不生病”的说法，是千百年来人们顺应四时的养生经验。春天乍暖还寒，故冷暖变化大，出门不忘添衣，脱棉衣不要太早，注意保暖，多“捂一捂”。尤其是患有高血压、心脏病的中老年人，更应注意防寒保暖，以预防心绞痛、急性心肌梗死等病的发生。

另外，要根据气候变化和身体状况，适当参加体育活动，使得身体气血通畅，增强抗病能力。有心脑血管疾病的人要选择合适的活动项目，如散步、打太极拳等，做到量力而行、循序渐进，运动量不要过大；每次活动的时间不要太长，一般以30分钟左右为宜，不要过于疲劳。晨练不要起得太早，等太阳出来、气温回升后晨练比较适宜。

饮食以清淡为主，选择低盐、低脂、高维生素食物，多吃蔬菜、水果、豆类、瘦肉、禽肉、鱼虾等。要养成良好健康的生活方式，戒烟、限酒，少吃或不吃甜食和刺激性食物，每餐以七分饱为宜，不可暴饮暴食。可多饮茶，控制体重，保持大便通畅，及时补充水分。

高血压、糖尿病、高血脂血症等患者，平时要积极治疗，按医嘱服药，做到服药定时定量，切不可中途随意停药。若调整药物剂量，须征得医生同意。病人外出时，最好有家人陪同，要随身携带硝酸甘油类药物，以防心绞痛发作。

另外，古人认为大喜大悲能引起体内阴阳失调、气血不和、经络阻塞、脏腑功能紊乱，导致疾病发生。尤其是有心脑血管疾病的中老年人，要保持平和心态，凡事看开，顺其自然，心情舒畅，避免情绪过于激动和精神紧张；同时要注意生活规律，不要通宵熬夜，不要做刺激性的事情，如打麻将、看体育比赛节目等。

春食蒲公英，讲究吃法身体好

症状：发炎上火

妙方：将蒲公英生吃、凉拌、做馅、煮汤熬粥、炒菜、泡茶。

药理：中医认为，蒲公英性味苦、甘、寒，入肝、胃经，有清热解毒、消痈散结、利湿退黄、通淋止痛之功。食用蒲公英，最好选择在初春的四五月间，在开花之前采下，那时清火、消炎、抗癌的功效最佳。现代研究表明，蒲公英不仅具有一定的杀菌作用，还具有利胆作用；同时，对应激性胃溃疡有显著保护作用和免疫功能。另外，蒲公英有利尿作用，对门脉性水肿有效，内服叶的浸剂可治蛇咬伤，也可促进妇女的乳汁分泌。

春暖花开的日子，会有很多人出去踏青。不难发现，草地上有很多蒲公英。要知道，科学食用蒲公英对身体有非常好的效果，蒲公英是春季养生必不可少的食物之一。

蒲公英为菊科属多年生草本植物，药、食兼用，可生吃、炒食、做汤、炝拌等，不仅味道鲜美，而且营养丰富。推荐一些蒲公英的春季食用方法。

生吃：将蒲公英鲜嫩茎叶洗净、沥干，蘸酱，略有苦味，味美清香且爽口。

凉拌：将洗净的蒲公英用沸水焯 1 分钟，沥水，再用冷开水冲一下。佐以辣椒油、味精、盐、香油、醋、蒜泥等，也可根据自己的口味拌成风味各异的小菜。

做馅：将蒲公英嫩茎叶洗净，水焯后，稍攥、剁碎，加作料调成馅（也可加肉）包饺子或包子。

煮汤熬粥：为了减轻蒲公英的苦味，食用时可将其洗净后在开水或盐水中煮 5～8 分钟，然后泡在水中数小时，将苦味浸出，冲洗干净，再煮汤或熬粥。

蒲公英茶：干燥蒲公英 75 克，水 1000 毫升。将蒲公英洗净，放入锅中，加水淹过蒲公英，大火煮沸后盖上锅盖，小火熬煮 1 小时。滤除叶渣，待凉后即可饮用。

蒲公英粥：蒲公英 30 克，粳米 100 克，煮成粥。可清热解毒、消肿散结。

蒲公英茵陈红枣汤：蒲公英 50 克，茵陈 50 克，大枣 10 枚，白糖 50 克。制成汤，可治疗急性黄疸型肝炎。

蒲公英桔梗汤：蒲公英 60 克，桔梗 10 克，白糖少许。一起煎成汤，对痈疽有一定疗效。

蒲公英玉米汤：蒲公英 60 克，玉米蕊 60 克，加水浓缩煎服或代茶饮。用于治疗热淋、小便短赤。

蒲公英炒肉丝：猪肉 100 克，蒲公英鲜叶或花茎 250 克。将蒲公英鲜叶或花茎去杂，洗净，沥水，切段；将猪肉洗净切丝。油锅烧热，下肉丝煸炒，加入芡汁炒至肉熟时，投入蒲公英鲜叶或花茎炒至入味，出锅装盘即成。蒲公英具有清热解毒、利尿散结的功效。猪肉具有滋阴润阳、补中益气的功效。

蒲公英食疗虽价值不凡，但要注意，阳虚外寒、脾胃虚弱者忌用。蒲公英用量不宜过大，过大易致缓泻。

春季防咳嗽，多吃梨与百合

症状：咳嗽

妙方：多吃梨与百合糯米粥。

药理：梨有生津润肺功效。鲜百合与糯米熬粥当饭吃有养肺效果。以上妙方可以防咳止咳，增强上呼吸道免疫力。

春天天气冷暖急剧变化，不少人出现感冒或上呼吸道感染，引起咳嗽。医学专家介绍，春季咳嗽多吃梨与百合，可增强上呼吸道免疫力。

医学理论认为，春季咳嗽多因感冒引起。尤其是在天气转暖后又急剧降温，许多人没有及时添加衣服，从而导致上呼吸道感染甚至气管炎，这是咳嗽增多的主要原因。此外，春季气候干燥，上呼吸道黏膜因此也易受细菌侵袭而出现干咳。

要预防咳嗽，首先要注意天气冷热变化，衣服增减不宜太快。经常晨练的老人，则不宜起得太早，最好在太阳出来后再开始锻炼，同时要注意多穿衣服。对于办公室白领来说，宜降低工作的劳累程度、早睡早起，以增强身体的抵抗力，预防上呼吸道发炎。平时口重的人，这时宜少吃辛辣食品，如火锅、烧烤等，应保持饮食清淡，多吃蔬菜。

已出现咳嗽症状的，可以多吃梨，因梨有生津润肺功效；也可用鲜百合与糯米熬粥当饭吃，此粥有养肺效果。

不同类型的咳嗽须区别对待，以下推荐几种不同类型咳嗽的防治妙方。

感寒咳嗽：服用杏苏糕。取面粉适量，经过发酵，揉制成 3～5 块；将杏仁 15 克泡去皮，研压成粉，加适量红糖拌匀，撒于糕面上；再将新鲜苏叶 3～5 片洗净，覆于糕上。置锅上蒸，熟后取食，每日 1～2 次。

风热咳嗽：初病时可试用金银花冲鸡蛋。鸡蛋 1 个，打入碗内；金银花 15 克，加水 200 毫升，煮沸 5 分钟，取其汁冲蛋，趁热 1 次服完。

气虚咳嗽：发病时可服用胡桃人参汤。胡桃肉 20 克（不去皮），人参 6 克，生姜 3 片，加水适量同煎，取汁 200 毫升，去姜，加冰糖少许。每日 1 次，睡前温服。痰多或痰中带血时勿服。

阴虚咳嗽：糯米 30 克，杏仁 10 克，阿胶 15 克，马兜铃 10 克。用水先煎杏仁、马兜铃，去渣后取汁同糯米煮粥，阿胶烊化为汁，兑入粥中，加冰糖服用。

痰湿咳嗽：服用苏子茯苓薏米粥。苏子 15 克，薏米 60 克，茯苓粉 15 克，煮粥每晚服食。苏子用净纱布包入，食时弃之。

春天患口疮多吃菠菜羹

症状：口疮

妙方：菠菜 300 克，火腿 50 克，玉米（鲜）50 克，鸡蛋清 50 克；盐 2 克，味精 1 克，胡椒粉 1 克，香油 1 克，淀粉(玉米) 10 克。将菠菜择洗干净，放入开水中焯烫，然后捞出放入冷水中浸凉，取出后切末，高汤烧开，放入玉米粒、火腿（切丁）煮 5 分钟，加入盐、菠菜末、味精，用水淀粉勾芡，再淋上蛋清搅匀，最后撒上胡椒粉和香油即可。

药理：中医学认为，菠菜性凉，味甘辛，有止渴润肠、滋阴平肝、助消化等功效。此方对上火引起的头痛、目眩、风火赤眼、口内生疮均有疗效。

春天燥，人易上火，火大时会出现口疮、大便涩滞等症。火不去，则体内毒素残留太多，就会引起多种疾病。这时不妨多吃点菠菜羹。

春天上市较早的当数菠菜，对解毒颇有益处。《本草求真》记："菠菜，何书皆言能利肠胃。盖因滑则通窍，菠菜质滑而利，凡人久病大便不通，及痔漏关塞之人，咸宜用之。又言能解热毒、酒毒，盖因寒则疗热，菠菜气味既冷，凡因痈肿毒发，并因酒湿成毒者，须宜用此以服。且毒与热，未有不先由胃而始及肠，故药多从甘入。菠菜既滑且冷，而味又甘，故能入胃清解，而使其热与毒尽从肠胃而出矣。"

另外，菠菜中含有大量的 β 胡萝卜素和铁，也是维生素 B_6、叶酸、铁和钾的极佳来源。其中丰富的铁对缺铁性贫血有改善作用，能令人面色红润、光彩照人，因此被推崇为养颜佳品。菠菜叶中含有铬和一种类胰岛素样物质，其作用与胰岛素非常相似，能使血糖保持稳定。丰富的 B 族维生素含量使其能够防止口角炎、夜盲症等维生素缺乏症的发生。菠菜中含有大量的抗氧化剂，如维生素 E 和硒元素，具有抗衰老、促进细胞增殖的作用，能激活大脑功能。

绿豆薏米海带汤，治疗水痘顶呱呱

症状：水痘

妙方：绿豆 100 克，海带 50 克，薏米 30 克，冰糖 10 克。将绿豆浸泡一天后，用手心轻轻揉搓去皮;海带洗净后切成丝;薏米洗净备用。将去皮的绿豆放入高压锅中，加入适量清水（约绿豆的2倍），煮约20分钟，使其成为豆沙，锅置火上，放入煮好的绿豆沙、海带丝、薏米和适量清水，先用大火烧开，再改用小火煮至烂熟，放入冰糖即可食用。每日1剂，分3次服完。

药理：现代医理研究表明，水痘主要是因为体内含湿有毒，配合日常的清洁护理，饮食上宜选择清热解毒的食物，如绿豆、海带、薏米等。此方具有清热解毒、消暑利水的功效，对水痘患者有很好的疗效。

水痘是婴幼儿时期常见的一种皮肤病，小儿感染上水痘病毒后，要经过2～3周的潜伏期才出现症状。病发初期，部分患儿会出现发烧，同时伴有头痛、厌食、哭闹、烦躁不安、咳嗽等症，起病后数小时或1～2天内，即出现皮疹，皮疹大多散布于头面部、躯干及腋下，呈向心性分布。

水痘初起时，皮肤出现米粒至豆子大小的鲜红色斑疹或斑丘疹，24小时内形成圆形或椭圆形水疱，周围有红晕，水疱极易破裂而溃烂。3～5天后，水疱渐渐干燥，先由中央萎缩，然后结痂，再经2～3周脱落，一般不留疤痕。

春天天气潮湿，身体易积聚水分，造成皮肤松弛，加之冬天吃了不少丰脂食物，在体内积存毒素，从而引发各种疾病。所以，春季给身体进行全面的排毒是必不可少的。很多人因为体内积毒而出现病症后，就会盲目地相信一些民间的排毒药物，其实来一碗绿豆薏米海带汤，便祛湿排毒两不误。绿豆性寒凉，可清热解毒，绿豆薏米海带汤中海带的胶质成分能促进体内有毒物质的排出，饮用绿豆薏米海带汤，毒素自然随着大小便排出。绿豆薏米海带汤味道鲜美，有益健康，又不会带来负作用。另外，薏米也是很好的祛湿食物，与海带、绿豆加在一起煲汤饮用，又增加了祛湿的功效。

其实，春季祛湿相，主要还是排毒。日常生活中一些常吃的食物和水果搭配起来也有着非常惊人的排毒效果。简单的苹果和鲜奶，就有相当好的排毒功效。早上起来喝一杯鲜奶，吃一个苹果，温和有益，又有排毒的效果。除了苹果加牛奶之外，其他的水果如草莓、樱桃（车厘子）、葡萄也有较好的排毒功效。

水痘常见于2～10岁的儿童，是一种发病急、传染性很强的传染病。水痘在冬、春季易患病，提醒家长尽量少带孩子去公共场所，避免与水痘患儿接触，以防被传染。水痘的病原体是水痘—带状疱疹病毒，存在于患者的血液，疱疹的浆液和口腔分泌物中。

水痘主要通过飞沫经呼吸道传染，接触被病毒污染的尘土、衣服、用具等也可能被传染。也就是说，如果健康的儿童与患水痘的儿童经常一起玩耍、说话、密切接触都可感染而发病。所以一旦患了水痘应注意隔离，在完全治好以前不应去幼儿园或上学。与水痘患者接触过的小孩，也应隔离观察2～3周。因为感染病毒后不是立即发病，一般要经14～17天的潜伏期，长者可达3周。水痘传染性很强，病人是唯一的传染源，与之接触的儿童约90%发病，而且从发病前一日到全部皮疹干燥结痂均有传染性。

成年人水痘起病较急，会出现发热、倦怠、食欲减退等全身症状，首先发于躯干，逐渐延及头面部和四肢，呈向心性分布，即躯干多，面部四肢较少，手掌、足跖更少。初起为红色小丘疹，数小时后变成绿豆大小的水疱，周围绕以红晕。口腔、眼结合膜、咽部、外阴等黏膜也偶可发生损害，常形成溃疡而伴有疼痛。

皮疹并非出得越多越好，只要符合一般的出疹规律，多一些或少一些都是正常现象。

患了水痘须注意隔离，不要带患儿去公共场所。水痘初期可喝绿豆汤，发烧期饮食要清淡、易消化，如米汤、面汤等，多饮温开水，注意休息。还应保持皮肤的清洁卫生，皮肤瘙痒时，可涂些痒药水。指甲长了要及时剪短，避免抓破疱疹而引起感染，从而发生皮肤坏疽，甚至引起败血症，若疱疹已破，可涂1%紫药水。此外，该病可并发脑炎、肺炎、心肌炎及暴发性紫癜等并发症。因此，一旦发现并发症应立即去医院就诊，以免延误病情。

防过敏，春吃竹笋要讲究

症状： 过敏

妙方： 吃春笋。

药理： 竹笋有滋阴、益血、化痰、消食、利便等功效，春季多吃春笋，除了防过敏之外，还对急性病发热咳嗽、小儿麻疹、水痘病、便秘、脱肛和产后虚热等有很好的疗效。

竹笋有滋阴、益血、化痰、消食、利便等功效，但笋中的大量纤维素较难消化，同时含有难溶性草酸，食用过多易诱发哮喘等老慢支疾病、过敏性鼻炎、皮炎等。春季本来就容易过敏，对于容易发生摄入性过敏的人来说，食用春笋还易引起荨麻疹。因此，小儿可少量食用春笋，但不能吃毛笋；老人吃笋一定要细嚼慢咽。

春笋因其鲜嫩可口深受人们喜爱。然而医生提醒大家，吃春笋虽然可以防过敏，但是老人和儿童不宜多吃，每餐最好不要超过半根。为防止吃春笋出现过敏，应先少量尝点，如有反应，马上停止；如没有反应，可适当再吃。若用笋片、笋丁炒菜，要先用开水把笋烫 5～10 分钟，然后再配其他食物炒食。这样既能高温分解大部分草酸而减少弊端，又能使菜肴无涩感，味道更鲜美；同时，吃笋时尽量不要和海鱼同吃，避免引发皮肤病。

中医学认为，竹笋性甘、寒；入胃、大肠经。其具有清热化痰、利水消肿、润肠通便等功用。

还有如下食疗方。

急性病发热咳嗽： 竹笋 50 克，猪肉末 50 克，粳米 100 克，加适量食盐、葱末、麻油煮粥食用。

小儿麻疹、水痘病初发热口渴、小便不利：鲜竹笋50克，鲫鱼一条约250克，煮汤食用，可促使透疹、疾病早愈。

久泻、久痢、脱肛：鲜竹笋50克，粳米100克，煮粥常食。

产后虚热、心烦、手足心热：鲜竹笋100克，最好用鲜竹茹、竹叶心，水煎服，喝汤。

便秘：鲜竹笋100克，炒菜、煮食均可。

此外，用鲜竹笋的根煮水代茶常饮可降低血中胆固醇，起到减肥、治疗高脂血脂症、高血压病的作用。

竹笋中含有较多的草酸，会影响人体对钙的吸收，儿童正在长身体阶段，不宜多食；有尿路结石者也不宜食用。有些人对竹笋过敏，则应忌吃。

黄酒海马粉，可治春季房劳过度

症状：房劳过度

妙方：用黄酒浸泡海马粉5～10克，连服数天。

药理：海马有补肾助阳的作用，与黄酒同用可以更好地发挥药性。另外，少量的酒可以通络活血，对改善肾虚引起的很多症状都有帮助。

海马因其头部酷似马头而得名，是一种经济价值较高的名贵中药，具有强身健体、补肾壮阳、舒筋活络、消炎止痛、镇静安神、止咳平喘等药用功能，特别是对治疗神经系统的疾病更为有效。海马除了主要用于制造各种合成药品外，还可以直接服用以健体治病。少量的酒可以通络活血，海马经黄酒浸泡，能够更好发挥其药性，对治疗因房劳过度引起的肾虚、阳痿等症状都有很好的帮助。

春暖花开，花草树木生机勃发。人们春季养生除了注意饮食、作息之外，还要关注生殖健康。近年来，阳痿患者日趋年轻化，以往多数出现在婚后几年，35岁左右，而现在最年轻的患者才19岁。每年春天，此类患者还会有增多的趋势。阳痿之所以出现年轻化，主要与现在不少年轻人过早、过频发生性行为以及手淫过度有关。

由于经过寒冬，人体各项机能在春天开始活跃起来，性腺也不例外；再加上春天天气暖和，人的活动能力增强，此时人的性欲会特别旺盛，而有的年轻人仗着身强力壮，任由自己的欲望泛滥，很容易导致中医所说的“房劳过度”，从而引起阳痿。为此，专家建议，即使在春天这样容易产生性冲动的季节里，年轻人的性生活频率也最好控制在每周1~3次，中年人每周1次左右，而老年人则适宜每2周1次，以免房劳过度引起其他病症。

三个妙方，搞定女性尿道炎

症状：女性尿道炎

妙方：① 用淡竹叶10克，鲜芦根50克，野菊花10克。水煎服，20天为1疗程。② 取冬苋菜籽或根、生甘草各10克。水煎服用。③ 取通草30克，鱼腥草30克。代茶饮，不拘次数。

药理：女性尿道炎常见症状有白带增多、外阴微痒、尿轻微灼热、尿道口轻微不适、长时间未发现者可出现双下腹隐痛（与月经周期无关）、月经紊乱等症状。很多妇女都误以为女性尿道炎是妇科病的常见症状而不重视，其实是非常错误的。以上三方对女性尿道炎有非常好的疗效，如有不适请积极治疗。

尿道炎的典型症状分为淋菌性尿道炎和非淋菌性尿道炎。淋菌性尿道炎常发生尿频、尿急、尿痛、阴道分泌物异常或增多、外阴刺痒及烧灼感，偶有下腹及腰痛、月经不规则等。非淋菌性尿道炎由多种病原体引起，除有尿道炎症外，还常有宫颈炎等生殖系统炎症发生。

在日常生活中，若遇到尿液颜色明显变化，不必过于紧张，但不可不提高警惕。可根据尿液颜色，结合自身用药、饮食等情况进行分析判断，并到医院进行尿常规检查，可很快查明原因并及时得到正确的治疗。

春天气温改变，湿度增加，是适宜细菌滋生繁殖的季节，女性的生殖健康在春季非常容易受到威胁。这一时期，正是女性尿道炎发病的高峰期。因为女性尿道较短，尿道口又在会阴部附近，容易使细菌侵入尿道；加上春季气温通常可达20℃以上，人体出汗多，女性的外阴部汗腺又特别丰富，护理不当则容易使外阴局部长时间潮湿。此时细菌会繁殖得特别快，易引起尿道发炎，出现尿频、尿急、尿痛，严重者还会出现畏寒、发烧等症状。

不过，尿道炎是可以预防的。在大量出汗以后，女性要补充足量的水分，以免因饮水不足造成尿量少而浓，以致不能及时把细菌等有害物质排出体外。此外，内裤不宜过小或太紧，也不宜穿化纤织品的内裤。内裤的面料应以吸湿性、透气性均好的棉、麻织品为佳，每天换洗后应晾在通风透气和可以晒到太阳的地方。大便后应由前向后用卫生纸抹拭，以免污染尿道。少用碱性清洗液，以免破坏女性阴道内弱酸性环境，降低对细菌的防御能力。

春天多梳头，健脑提神延缓衰老

症状：疲劳

妙方：梳头。

药理：头是五官和中枢神经所在。现代医学研究表明，经常梳头能加强对头、面的摩擦，疏通血脉，改善头部血液循环，使头发得到滋养，乌黑光润，牢固发根，防止脱发；能聪耳明目，缓解头痛，预防感冒；能促进大脑和脑神经的血液供应，有助于降低血压，预防脑出血等疾病的发生；能健脑提神，解除疲劳，防止大脑老化，延缓脑衰老。

中国古代的《养生论》中说：“春三月，每朝梳头一二百下。”其中有两重意思：一是梳头可以养生；二是春天这个季节适合梳头养生。

中医认为，人体内外上下，脏腑器官的互相联系，气血调和输养，要靠人体中的十二经脉、奇经八脉等经络的传导作用。经络遍布全身，气血也通达全身，发挥其生理效应，营养组织器官，抗御外邪，保卫机体。这些经络或直接汇集于头部，或间接作用于头部，人头顶的“百会穴”就是由此而得名。通过梳头，可以疏通气血，起到滋养和坚固头发、健脑聪耳、散风明目、防治头痛的作用。早在隋朝，名医巢元方就明确指出，梳头有通畅血脉、祛风散湿、使发不白的作用。北宋文学家苏东坡对梳头促进睡眠深有体会，他说：“梳头百余下，散发卧，熟寝至天明。”

人们日常清晨起来，早已养成洗漱梳理的习惯，为什么要特别强调春天梳头呢？这是因为春天是大自然阳气萌生、升发的季节，人体的阳气也顺应自然，有向上向外升发的特点，表现为毛孔逐渐舒展，循环系统功能加强、代谢旺盛，生长迅速。故而人们在春天养生保健中就要求必须顺应天时和人体的生理，一定要使肢体舒展，调和气血。春天梳头正是符合春季养生强身的要求，能通达阳气，宣行淤滞，疏利气血，当然也能健壮身体。

养生梳头有什么讲究？要全头梳，不论头中间还是两侧都应该从额头的发际一直梳到颈后的发根处；每个部位起码应梳 50 次以上才有功效，上限以自己感觉舒服为准；时间以早晨最佳，因为早晨是人的阳气升发之时；梳子则以牛角梳、玉梳、木梳为好。

医生特别提醒，梳头只是能起到促进经络疏通、人体功能平衡的调节作用，是一种养生强身之法，有病还要去医院医治。

春季护肤养颜，甘油加醋巧涂抹

症状：色素沉着、皮肤干燥

妙方：① 将同量的酸奶和蜂蜜混合在一起，薄薄地敷一层，15 分钟后用清水洗净。② 将醋与甘油以 5 : 1的比例，混合涂抹面部，每日坚持，皮肤就会变得细嫩。

药理：研究表明，酸奶性质温和，对皮肤有去角质美白的功效，涂抹于皮肤上还有镇静晒后的功能。蜂蜜外用能有效改善营养状况，促进皮肤新陈代谢，增强皮肤的活力和抗菌力，减少色素沉着，防止皮肤干燥，使肌肤柔软、洁白、细腻，并可减少皱纹和防治粉刺等皮肤疾患，起到理想的养颜美容作用。醋水洗皮肤，能使皮肤吸收到一些十分需要的营养素，从而起到松软皮肤、增强皮肤活力的作用。皮肤粗糙者，可将醋与甘油以 5 : 1 的比例，混合涂抹面部，每日坚持，就会使皮肤细嫩，皱纹减少。

春天，人体新陈代谢能力逐渐提高，皮脂腺分泌日益增多，如果不注重防护和保养，容易加速皮肤的老化。因此，春季护肤养颜十分必要。除了以上两个妙方之外，一些与春季护肤有关的日常饮食生活习惯也要注意。

适当饮用果汁、矿泉水、茶水等，保证体内有充足的水分；经常洗澡、洗脸，可使皮肤吸收水分而保持湿润；还可用蒸气熏蒸，给皮肤特别是面部皮肤补充水分。皮肤经过白天的日晒风吹后，需要“休整”以补充营养和修复损伤的细胞。而晚上十点至凌晨四点，则是皮肤休整的最佳时段。多吃含维生素的新鲜蔬菜、水果、鸡蛋及芝麻、蜂蜜等，有利于增强皮肤的代谢功能。

清晨坚持用双手顺着面部肌肉、血管走向，缓慢地按摩几分钟，促进其血液循环和细胞分泌，可增加皮肤的胶质和油质。

皮肤神经也受大脑控制，若精神不好或长期紧张、恐惧、压抑等，会导致皮肤血液循环不良，营养供应不足，使皮肤苍白、多皱纹，过早衰老。因此要注意控制自己的情绪。

润肤剂含有松香油脂酸和丰富的维生素 A，常用可加快皮肤血液循环，刺激面部细胞分泌，有效改善皮肤生理环境，减少气候对皮肤的威胁和危害。

春节养肝有妙方

症状：肝病

妙方：① 酸枣 50 克，加水 500 毫升，文火煎 1 小时，加白糖适量。每日服 1 次。适用于急、慢性肝炎，有降低转氨酶的作用。② 枸杞子 30 克，母鸡 1 只，清汤 1250 毫升，料酒 10 毫升。将母鸡在鸡肛门部开膛，挖去内脏，洗净；将枸杞洗净装入鸡腹内，然后放入钵内（鸡腹部向上），摆上葱、姜，注入清汤，加盐、料酒、胡椒面，隔水蒸 2 小时取出，拣去葱、姜，调好咸淡即成。每日 2 次，吃肉喝汤，有保肝益精、养阴明目的功效。③ 鲜芹菜 100~150 克，洗净，捣烂取汁，加蜂蜜炖服，每日 1 次。有清热解毒、养肝的功效。

药理：医学认为肝就像一个中央银行，负责管理身体三大货币（气、血、水）流通。情绪、睡眠、饮食甚至药物等，均会影响肝的疏泄功能。养肝护肝就是保护肝脏，但保护肝脏并不是把肝脏包起来不让病毒来侵犯，而是减轻肝脏负担、增加肝脏营养和改善肝脏供血。以上三方对养肝护肝都有非常重要的作用。

春季养肝食为先，饮食调养是防春火于未然的重要措施，而且操作十分方便。晚春时节，要多吃性平或微凉、味甘淡的食物，以防春火滋生，同时要忌大辛、大热及海腥类的发物，不吃过腻、过酸及煎炸食品，如辣椒、羊肉、海虾、肥肉、乌梅等，以免“火”上浇油。以上介绍的3款去春火药膳方，特别适合家庭制作，对平时有面红口干、急躁易怒、小便短赤、头晕目眩等肝火旺盛现象的人，在晚春时节常吃，尤其可奏养生护肝之效。

中医学认为肝脏与草木相似，春天是万物复苏的季节，草木在春季萌发、生长，肝脏在春季时功能也更活跃。因此，初春养生以养肝护肝为先。

初春寒冷干燥易缺水，多喝水可补充体液，增强血液循环，促进新陈代谢，还可促进腺体，尤其是消化腺和胰液、胆汁的分泌，以利消化、吸收和废物的排除，减少代谢产物和毒素对肝脏的损害。

不要暴饮暴食或常饥饿，这种饥饱不均的饮食习惯，会引起消化液分泌异常，导致肝脏功能的失调。所以，春季饮食要保持均衡，食物中的蛋白质、碳水化合物、脂肪、维生素、矿物质等要保持相应的比例；同时还要保持五味不偏，尽量少吃辛辣食品，多吃新鲜蔬菜、水果等。

初春时节，寒气较盛，少量饮酒有利于通经、活血、化瘀和肝脏阳气之升发。但不能贪杯过量，要知道肝脏代谢酒精的能力是有限的，多饮会伤肝。医学研究表明，体重60千克的健康人，每天只能代谢60毫升酒精，若超过限量，就会影响肝脏健康，甚至造成酒精中毒，危及生命。

乐观使人健康。由于肝喜疏恶郁，故生气发怒易导致肝脏气血淤滞不畅而成疾病。要想肝脏强健，首先要学会制怒，即使生气也不要超过3分钟，要尽力做到心平气和、乐观开朗、无忧无虑，从而使肝火熄灭，肝气正常生发、顺调。如果违反这一自然规律，就会伤及肝气，久之则易导致肝病。

春阳生发，人体亦然。古人云：宽松衣带，披散头发，形体得以舒展，气血不致淤积。肝气血顺畅，身体必然强健。春季是万物萌动的大好时节，也是体育锻炼的黄金季节。在春季开展适合时令的户外活动，如散步、踏青、打球、打太极拳等，既能使人体气血通畅，促进吐故纳新，强身健体，又能怡情养肝，达到护肝保健之目的。

初春降火，心肝肺胃肾都要有

症状：心肝肺胃肾火上升

妙方：① 喝莲子汤去心火：取莲子 30 克（不去莲心），栀子 15 克（用纱布包裹），加冰糖适量，水煎，吃莲子喝汤。莲子可以补脾止泻，益肾涩精，养心安神。栀子可泻火除烦，清热利尿，凉血解毒。② 喝绿豆粥去胃火：石膏粉 30 克，粳米、绿豆各适量。先用水煎煮石膏，然后过滤去渣，取其清液，再加入粳米、绿豆煮粥食之。石膏可以除烦止渴，用于治疗胃火头痛、牙痛，热毒壅盛、发斑发疹、口舌生疮等。绿豆清凉解毒，热性体质及易患疮毒者尤为宜。③ 喝梨水去肺火：取川贝 10 克，捣碎成末，梨 2 个，削皮切块，加冰糖适量，清水适量炖服。川贝可清热润肺，用于肺热燥咳、干咳少痰等症状。梨也有生津、润燥、清热等功效。④ 喝夏枯草茶去肝火：夏枯草 12 克，桑叶 10 克，菊花 10 克。将夏枯草、桑叶加入适量的水浸泡半小时后再煮半小时，最后加入菊花煮 3 分钟，即可代茶饮。夏枯草有清肝明目、清热散结的功效，为清肝火、散郁结的要药，主治肝火上炎、目赤肿痛、头痛、晕眩等症。⑤ 吃猪腰去肾火：取猪腰 2 个，枸杞子、山萸肉各 15 克，共放入砂锅内煮至猪腰熟，吃猪腰喝汤。猪腰即猪肾，动物肾脏具有补肾益精的作用，是中医学“以脏养脏”理论的具体体现。枸杞子、山萸肉也有补肾益阴的功效。

药理：“火”有虚火、实火之分，故治疗亦有不同。虚火、实火又有心火、肺火、肝火、胃火和肾火之分。所以，不同的身体器官需要不同的方法来治疗。降虚火，指用滋阴降火的药物，以治疗阴虚火升的咽痛、咯血、颜面升火、虚烦易怒、眩晕失眠、舌红口燥、脉细数等症。降实火，指用清泄降火等药物，以治疗肝火上升的目赤、头痛或胃火炽盛的齿痛、便秘等症。以上五个妙方对不同脏腑的上火有非常独特的疗效。

经过了寒冷的冬季，也度过了料峭的早春“倒春寒”，气候渐渐开始温暖。按照中医传统理论，人体的阳气也开始升发到一年中最旺盛的时期；同时，各种“火”气，也随着温暖的天气侵入人体。专家认为中医的“上火”有许多表现，上焦上火会出现口舌生疮的症状，下焦有火则会表现为泌尿系统感染。干燥的天气，如果不注意及时补充水分，患上这些疾病，尤其是泌尿系统疾病的风险就比较大。还有一些人出现上火症状就去药店买一些常见的中成药“去火”，中医专家指出，去火的中成药不能随便吃，一定要对症治疗才能正确“降火”。

所谓“上火”，实际是中医所谈的一种致病因素，有外感、内生之分。中医认为邪火大部分还是由内而生的，外界原因只是一种诱因。总的来说，还是身体的阴阳失调引起的。中医理论认为，自然界没有火邪，只有热邪，火热同性，只是轻重程度不同，热为火之微，火为热之极，热邪多为外感，火邪多属内生。

春天自然界万物复苏，阳气上升，易扰动人体肝、胆、胃肠蓄积的内热，出现“春燥”；加之北方地区春季的气候特点，人体的水分容易通过出汗、呼吸而大量丢失，而且天气变化反复无常，较难保持人体新陈代谢的平衡和稳定，易使生理机能失调而致上火症状，如咽喉干燥疼痛、牙龈肿痛、眼睛红赤干涩、鼻腔热烘火辣、嘴唇干裂、口舌生疮、食欲缺乏、大便干结和小便发黄等。

不少人一听说上火就想到“牛黄解毒丸”，这是不对的，一定要根据自己的症状审慎选择药物。根据中医的三焦来划分，火可以分为三种：将头晕、咽喉肿痛等偏上部位的火热症状叫“上焦火”，将烦热口渴、胃脘痛等中间部位的叫“中焦火”，将便秘、尿赤等偏下部位的叫“下焦火”。春季下焦多见湿热，一般最直接的表现就是尿频尿急、尿涩痛、尿短淋漓、小便赤黄、腰痛等。

春季上火，大致分为以下五种类型。

心火：心火有虚火、实火之分，可见心悸、失眠多梦、舌尖痛、口舌糜烂、尿黄灼热等。实火多由邪热内蕴、痰火内郁或情志所伤而致；若劳累过度，耗伤心之阴血，导致阴阳失衡，阳气偏亢则会出现虚火。

胃火：表现为牙龈肿痛、口臭、易饥、便秘等，也分虚、实两种。虚火表现为轻微咳嗽、饮食少、便秘、腹胀、舌红少苔；实火表现为上腹不适、口干口苦、大便干硬等。

肝火： 可表现为头晕胀痛，面红目赤，口苦咽干，急躁易怒。舌边尖红，脉数，甚则昏厥、发狂、呕血等，有时还会感到心烦易怒、睡眠欠佳。常因肝气郁结日久，或过食辛温之品，或热内蕴化火上逆所致。

肺火： 干咳无痰或痰少而黏、潮热盗汗、手足心热、失眠、舌红。

肾火： 肾火偏亢又称命门火旺。一般多因为肾阴不足导致阳火偏亢，出现火迫精泄的病机。一般会出现阳强易举、遗精、早泄等症。

春季吃豆腐，糖尿病人好食品

症状： 糖尿病

妙方： 多吃豆腐。

药理： 传统中医认为，豆腐味甘性凉，具有益气和中、生津解毒的功效。现代医学也认可了中医的观点，豆腐确有解酒精、消渴的作用，是糖尿病患者的良品。

初春时节，气候多变，是许多老人与小孩易发病的季节，而通过饮食来增强身体抵抗力十分关键，具有食疗作用的食品自然成为首选。鲜嫩可口的豆腐是食药兼备的食品，具有益气、补虚等多方面的功能，常吃可以保护肝脏，增强免疫力并达到解毒的功效。

豆腐及豆腐制品的蛋白质含量比大豆高，而且豆腐蛋白属完全蛋白，不仅含有人体必需的八种氨基酸，而且其比例也接近人体需要，营养价值较高。春天的饮食宜清淡，豆腐营养丰富又不肥腻，正是春季的养生良品。

豆腐的不足之处是它所含的大豆蛋白缺少一种必需氨基酸——蛋氨酸。蛋类、肉类蛋白质中的蛋氨酸含量较高，豆腐应与这一类食物混合食用。春天饮食要清淡，应以煮、焖的方法烹制。买豆腐时若豆腐过白不宜买，有可能添加了漂白剂，豆腐本身的颜色是略带点微黄色。

此外，豆腐是高蛋白质食品，很容易腐化，尤其自由市场卖的板豆腐更应多加留意。盒装豆腐需要冷藏，所以需要到有良好冷藏设备的购物场所选购。

当盒装豆腐的包装有凸起，里面的豆腐混浊，水泡多且大，则属于不良品。而没有包装的豆腐很容易腐坏，买回家后应立刻浸泡于水中，并放入冰箱冷藏，烹调前再取出，且取出后不要超过 4 小时，以保持新鲜，最好是在购买的当天食用完毕。

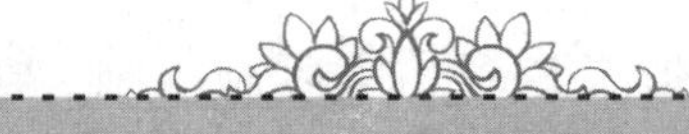

春季饮食，多甘少酸养脾气

症状：脾气不振

妙方：① 蜂蜜萝卜汁。白萝卜 500 克，洗净去皮切碎，榨汁备用。每次取 60 毫升萝卜汁，加入 20～30 毫升蜂蜜调匀服用，每日 3 次。② 蜜蒸百合。百合 50 克，蜂蜜 50 克。将百合洗净，脱瓣，浸清水中半小时后捞出，放入碗内，加入蜂蜜，隔水蒸约 1 小时即成。③ 蔗浆大米粥：新鲜甘蔗 500 克，去皮，切段，榨汁备用。用大米 60 克煮粥，煮熟后倒入甘蔗汁 60 毫升，再煮沸一次即可食用。

药理：甘蔗和蜂蜜属于非常好的甘性食品，本着春季养脾养气多甘少酸的中医养生原理，以上妙方对养脾养气有着非凡的功效。中医认为人体之有五脏，犹自然界之有五行。而脾是人体后天之本，脾消化饮食，把饮食的精华运输至全身；又能统摄周身血液、调节血液循环，使之正常运行。通常所说脾有益气作用的“气”，就是代表人体机能的动力。所以，养生养脾气尤为重要。

从中医角度说，春天的饮食是历代养生家都非常重视的。因为这个季节阳气生发、生机盎然，但也是各种病菌和微生物繁殖、复苏的季节，疾病很容易流行，而合理饮食可以提高人体免疫力，预防疾病的发生。

唐代著名医学家孙思邈在《千金方》中指出，春天饮食应“省酸增甘，以养脾气”，指的是春天要少吃点酸味食品，多吃点甘味食品，以补益人体的脾胃之气。

春季与五脏中的肝脏相对应，很容易发生肝气过旺，对脾胃产生不良影响，妨碍食物正常消化和营养吸收。甘味食物能滋补脾胃，而酸味入肝，其性收敛，多吃不利于春天阳气的生发和肝气的疏泄，还会使本来就偏旺的肝气更旺，对脾胃造成更大伤害。这正是慢性胃炎、胃溃疡等疾病在春季容易复发的原因之一。

春季易发红眼病，要防治结合

症状：红眼病

妙方：① 取人乳或鲜牛乳滴入眼内，闭眼10分钟，每日2次，每次2滴，连用2天，有特效，忌辣。② 用苦瓜250克（干苦瓜125克），木贼草（笔壳草或笔筒草）15克。共煎汤（中老年人1次服用量）。先将鲜苦瓜洗净剖开去瓤，切成小薄片，木贼草切成3~5厘米长的短节，两味同时放入瓦锅，注入清水，文火煎至两碗，将渣滤去后服用。早晚各1次，3天1个疗程，可治愈红眼病。

药理：红眼病高发季节是炎热的夏季，不过随着春季气温升高，发病率就开始上升。所以在春季预防和治疗红眼病非常重要。以上两方经过实践证明对红眼病的治疗有非常好的效果，具有用时短、见效快的特点。人乳和牛乳有着非常好的消毒杀毒作用，苦瓜也有很好的降火清热的功效。

红眼病是传染性结膜炎，又叫暴发火眼，是一种急性传染性眼部疾患。根据不同的致病原因，可分为细菌性结膜炎和病毒性结膜炎两类，其临床症状相似，但流行程度和危害性以病毒性结膜炎为重。它是通过接触传染的眼病，如接触患者用过的毛巾、洗脸用具、水龙头、门把、游泳池的水、公用的玩具等。因此，本病常在幼儿园、学校、医院、工厂等集体单位广泛传播，造成暴发流行。

红眼病在春、夏季易流行，其主要临床特点是双眼先后发病，眼部明显红赤，眼眵多，刺痒交作，灼热疼痛，怕光，流泪，发病突然，病势迅猛，有自愈趋势。本病传染性极强，易造成暴发流行。因此，加强预防是防治此病的根本途径。春季气候转暖，尽量不要聚集或少到公共场所，如已传染上红眼病，应立即进行适当隔离，要绝对禁止游泳，患者洗面用具、眼部用品及眼药水应单独一份，经常消毒，且对患者的个人用品（如毛巾、手帕等）要注意消毒隔离。不用脏手揉眼睛，勤剪指甲，饭前便后洗手。

要时刻保持室内清洁通风，光线宜暗，外出戴有色眼镜，以免强光与烟灰刺激，加重病情。饮食宜清淡，多食蔬菜、新鲜水果等，保持大便通畅。眼眵多时，用干净手帕或纱布拭之，不要擦伤角膜，不可用手揉眼。

如单眼患者，取患侧卧位，以防患眼分泌物进入健眼，不要交替擦眼；患眼局部宜勤点眼药水，睡前涂眼药膏，红肿消退后还须每日 3 次再滴 1 周，以防复发。如家里有人或周围接触的人群中已有人患红眼病，健康人尽可能避免与之接触，并用 0.3%诺氟沙星眼药水滴眼，每日 3 次，加以预防。红眼病患者应裸露患眼，不能遮盖，否则眼分泌物不能排出，反而会加重病情。

三个妙方，预防春天旧伤痛

症状：旧伤痛

妙方：①桂枝芍药茶：取桂花10克，芍药10克，大枣5枚，加水800毫升，浸泡15分钟后煎熬成500毫升，取汁当茶饮。每日1剂，对预防和治疗手术疤痕的疼痛有效。②当归红花酒：取当归20克，红花10克，分别浸泡于50毫升50度的白酒中，48小时后过滤，二液混合后再加入白酒至150毫升，混匀即可。每日3次，每次2～3毫升，饭后服，对春季外伤部位的旧病复发有效。③木瓜羊肉汤：取木瓜30克，伸筋草15克，羊肉250克。先将木瓜、伸筋草洗净后用白布包扎，再加水与羊肉共煮，旺火烧开后，以文火慢煨，待肉烂熟则加适量食盐、味精、胡椒粉。食肉喝汤，对骨折后旧伤疼痛特别有效。

药理：以上三方有祛风寒保阳气的功效，对预防和治疗旧伤疼痛，尤其是对季节过渡引起的关节痛有非常好的效用。值得注意的是，凡有内热或阴虚盛者皆不宜。

要想弄清楚春季为什么易发旧伤痛，必须对春天的气候特征有大致的了解。我国属季风气候区，春天是冬季和夏季季风交替转换的过渡时期，冷暖空气时常交汇，形成“锋面”天气带。气候统计表明，我国许多地区的春天，每隔三五天就会有一次冷空气入侵，故“三暖四寒”天气最为常见；有时，上午还风和日丽，下午就冷锋过境，天气即刻转为阴雨，所以有“春天孩儿脸，一天变三变”之说。由于冷暖空气经常交替，所以春季里的空气湿度变化也较大。

从生理角度上说，曾经骨折、手术或有其他陈旧性外伤的患者，其伤口部位的皮肤和皮下组织会形成疤痕，疤痕内有无数个纤细的神经纤维，它们对外界气候条件的变化相当敏感。春季寒热变化无常，直接刺激了疤痕内的神经纤维，使人感到疼痛不适；天气时阴时雨，湿度时高时低，也使得疤痕组织随着这多变的气候而收缩或松弛，这样就会对神经纤维产生挤压或牵拉的刺激，从而导致疼痛。当然，对于一些做过内科手术的患者来说，由于被手术的脏器的生理功能降低，天气的变化也会引起疼痛。以胃部手术为例，当冬春季出现寒潮天气时，由于气温变化幅度大，患者多半都会出现胃部（伤口处或非伤口处）疼痛和不适。尤其是气候变化突然，忽冷忽热，忽风忽雨，一些老毛病都容易复发。许多做过手术，或曾经骨折，或有其他陈旧性外伤的人，每当这时，旧伤部位往往会发生疼痛，还有的老年人会出现关节僵硬、肿胀，如不注意保健或及时治疗，会使病情加重，给生活带来不便。

春寒可导致旧伤疼痛。因此，要防止或减轻旧伤疼痛，患者就要注意保温，随着天气的变化而及时增减衣服，以保证旧伤处的温度尽量恒定。寒湿不分家，寒是“杀手”，而湿是“帮凶”。所以，居室内要保持干燥，环境潮湿会加重疼痛。“痛则不通，通则不痛”。平时应多多揉按患部，或做理疗、按摩等治疗，以使疤痕变软和加强局部血液流通，从而减轻疼痛。中医还认为，如果体内阳气不足，则“寒从内生”，一旦“外寒”促发“内寒”，则会使疼痛加剧。因而，还应注意体育锻炼，增强体质。

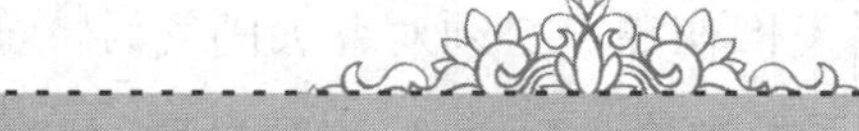

三个妙方，治疗上呼吸道感染

症状：上呼吸道感染

妙方：①百合（鲜良者）、枇杷（去核）、鲜藕（洗净，切片）各30克。将百合、枇杷和藕片合煮汁，调入适量白糖（冰糖更好），代茶频饮。②鲜茼蒿150克，用水煎，去残渣，加冰糖适量，待溶化后，分早、晚两次饮用，至好为止。③将白萝卜洗净，带皮切丝，加入适量冰糖及少量清水煮，熟后连萝卜带水服下。早晚各一次，至好为止。

药理：中医认为，枇杷中含有苦杏仁甙，能够润肺止咳、祛痰，治疗各种咳嗽，另外枇杷果实及叶有抑制流感病毒的作用，常吃可以预防四时感冒。而鲜茼蒿可以消食开胃，通便利肺。茼蒿中含有特殊香味的挥发油，有助于宽中理气，消食开胃，增加食欲，并且其所含粗纤维有助肠道蠕动，促进排便，达到通腑利肠的目的；还可以清血养心，润肺化痰。茼蒿内含丰富的维生素、胡萝卜素及多种氨基酸，性味甘平，可以养心安神，润肺补肝，稳定情绪，防止记忆力减退。此外，茼蒿气味芬芳，可以消痰开郁，避秽化浊。

上呼吸道感染是自鼻腔至喉部之间急性炎症的总称，是最常见的感染性疾病。90%左右由病毒引起，细菌感染常继发于病毒感染之后。该病四季、任何年龄均会发病，通过含有病毒的飞沫、雾滴，或经污染的用具进行传播。常于机体抵抗力降低时，如受寒、劳累、淋雨等情况，原已存在或由外界侵入的病毒或细菌，迅速生长繁殖，导致感染。该病预后良好，有自限性，一般5～7天痊愈。常继发支气管炎、肺炎、副鼻窦炎，少数人可并发急性心肌炎、肾炎、风湿热等。

春暖花开，阳光充足，到处一片欣欣向荣的景象。然而春季也是冷暖空气频繁交汇的时期，天气多变，忽冷忽热，若不注意健康保养，很容易患上流行性疾病。春季也是上呼吸道感染的高发期，本病常在气候突变时流行。由于病毒的类型较多，人体对各种病毒感染后产生的免疫力较弱且短暂，并无交叉免疫；同时在健康人群中有病毒携带者，一个人一年内可有多次发病。细菌感染起病较急，全身症状及局部症状均较重，有畏寒、寒战、发热、头痛、四肢及腰背酸痛、咽痛、乏力等症状。咽部明显充血，扁桃体肿大，常伴有颈部淋巴结肿大及压痛。感染之初就应及时治疗，以防拖沓引发其他病变。

上呼吸道感染，俗称“伤风”，普通感冒起病较急，早期症状有咽部干痒或灼热感、喷嚏、鼻塞。风和日丽的季节，群体活动会增多，大家交叉感染的机会也就增多了，以及生活环境对身体的不利，如室内装修不合格等。

预防上呼吸道感染要注意日常自我预防。

多吃水果：多吃梨、甘蔗、草莓、紫葡萄等深色水果，它们富含抗氧化剂，可以对抗造成免疫细胞破坏和免疫功能降低的自由基。

补充维生素C和维生素E：它们有抗感染的功效，并可减轻呼吸道充血和水肿。

体育锻炼：适度运动可以使血液中白细胞介素增多，进而增强免疫细胞的活性，消灭病原体，达到提高人体免疫力的目的。

充足睡眠：人在睡眠时，机体其他脏器处于休眠状态，而免疫系统处于活跃状态，白细胞增多，肝脏功能增强，从而将侵入体内的细菌、病毒消灭掉。

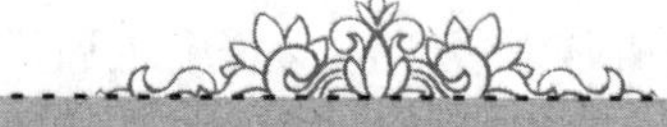

春季痤疮，刮痧治疗

症状：春季痤疮

妙方：刮痧。在痤疮患者背部涂抹刮痧油后，用水牛角刮痧板或砭石刮痧板（可去中药店购买），由颈部开始沿脊柱两侧从上向下刮，用力大小要适中，要以被刮者能接受为宜，力度过重会损伤皮肤，力度过轻却达不到效果。

药理：临床研究表明，刮痧对治疗和预防痤疮有非常好的效果，每次刮10分钟左右，如能刮出红痧（紫红色印痕）为最佳。以上方法每周2次，病情严重者治疗4周后痊愈。

痤疮是一种发生于毛囊与皮脂腺的慢性炎症性皮肤病，中医又称“粉刺”。痤疮大多是内有湿热，或阳火有余，因此通过背部刮痧可疏通相关脏腑经络，调节脏腑气机平衡，并可活血化瘀，加快体内毒素的排出，从而达到预防和治疗痤疮（祛痘痕）的目的。在夏季痤疮暴发或加重前的春季 3～5 月份刮背效果最好。

痤疮初起多为黑头粉刺，加以挤压，可见有头部呈黑色而体部呈黄白色半透明的脂栓排出。皮疹顶端可出现小脓疱，破溃或吸收后遗留暂时性色素沉着或小凹状瘢痕。少数严重患者，除黑头粉刺、丘疹、脓疱外，尚可见有蚕豆至指甲大的炎性结节或囊肿。囊肿可化脓，形成脓肿，破溃后常形成窦道和瘢痕。各种损害大小深浅不等，往往以其中一两种损害表现为主。好发于颜面、胸背部多脂区，偶尔也发生于其他部位，对称分布，颜面中央尤其是鼻部及眼眶周围常不受侵犯。多无自觉症状，炎症明显时则会引起疼痛及触痛。青春期后大多数病人均能自然痊愈或症状减轻。痤疮在临床上分为肺经蕴热、脾胃多损与瘀血阻滞 3 类。

痤疮患者在刮痧治疗前要先洗净面部，常规面部消毒，用痤疮挑挤器挑破黑头粉刺及隆起结节，挤出豆渣样物及脓血性分泌物后，取合谷、曲池、足三里、三阴交、血海、内庭、支沟穴涂抹刮痧油之后，行刮痧治疗，每周 2 次。

刮痧治痤疮可去正规的医院中医科，也可由自己家人帮助完成。注意：刮痧后两小时内不要洗澡，防止着凉，以免寒气入侵经脉。不要吃冷食，最好喝些温水，以促进体内气机运行。刮痧期间，饮食一定要清淡，避免过多食用油腻的食物。

春季真菌活跃，易染手足癣

症状：真菌感染

妙方：① 干姜、木香、陈酒、李子各适量。加水，煎至半量，此煮汁为 1 日份，3 次服饮。本方可预防脚气冲心症。此外，宜摄取稍多的维生素 B_1，对治疗脚气病有益。② 葱头 1 个、萝卜籽适量。加水煮 1 小时，每次 1 碗饮服。本方用于治脚气肿痛，具有消肿止痛之功效。③花生仁、赤小豆、大蒜头（去皮）及红糖各200克。煮烂食之，每天服1次，不可加盐，否则无效。本方可治疗脚气病之足背浮肿，延至脚踝，甚则小腿也微感不适者。如肿过膝至股部，则生命垂危，应及时到医院治疗。

药理：医学研究表明，干姜浸剂和姜烯酮有明显的抗炎作用，而洋葱鳞茎和叶子含有一种称为硫化丙烯的油脂性挥发物，具有辛简辣味，这种物质能抗寒，抵御流感病毒，有较强的杀菌作用；能刺激胃、肠及消化腺分泌，增进食欲，促进消化；洋葱不含脂肪，其精油中含有可降低胆固醇的含硫化合物的混合物，可用于治疗消化不良、食欲缺乏、食积内停等症。以上三方就是运用干姜和葱头抗炎的功效和其他食品药品合理配伍，对真菌感染具有非常好的疗效，对治疗手足癣尤其有效。

中医认为手足癣多因脾胃湿热循经上行于手则发手癣，下注于足则发足癣，或由湿热生虫，或疫行相染所致。手足癣是发生于掌、跖与指、趾间皮肤的浅部真菌感染。中医称手癣为“鹅掌风”，称足癣为“脚湿气”。手足癣一旦患上极难根除，需要配合日常清洁长期坚持治疗。

立春过后，气温逐渐回升，但湿度却不低，在这样暖和潮湿的天气里，春暖花开，万物复苏。同样，潜伏在一个冬季的细菌、真菌、病毒开始蠢蠢欲动。手足癣就是春季真菌感染最常见的病症。

手足癣是由真菌引起的皮肤病，对人的危害特别大。尤其是在春季气候逐渐回暖时，手足癣真菌就会大肆活动，因此春季做好预防手足癣的工作就显得格外有意义。

春季是真菌疾病的高发期，至少比冬季多40%~50%，这是因为真菌生活力极强，喜好潮湿温暖的环境，最适宜生长的温度为25~26℃，而且对紫外线、放射线等也有相当强的抵抗力。另外，真菌对营养要求低，所以易生长，人们从大气中动植物体、地板上和土壤等地方均可检出致病真菌。

真菌无处不在，感染人类的机会也无时不有。致病情况主要分为浅部真菌病和深部真菌病。而在皮肤科门诊中常见的真菌病主要是浅部真菌病，它是由浅部真菌侵犯表皮、毛发和甲板引起。通常所说的“癣”是指浅部真菌病的一部分。

治疗浅部真菌病，应根据不同的疾病来选择药物。一般以外用药为主，包括复方苯甲酸溶液、复方间苯二酚搽剂、复方水杨酸酊剂以及酮康唑软膏、联苯苄唑软膏、特比萘芬软膏、克霉唑软膏等。但对于皮损面积大、炎症显著或外用药疗效不佳者以及头癣、甲癣等患者，应在外用药的基础上，联合应用口服抗真菌药，如灰黄霉素、伊曲康唑、氟康唑、特比萘芬等。应坚持治疗到皮损痊愈为止，有时还需适当延长 1 ~ 2 周。

浅部真菌病可根据病史、临床表现特点进行诊断，必要时可进行一些辅助检查，如真菌直接涂片显微镜检查、真菌培养和滤过紫外线灯检查等，必要时还可做病理活检。根据侵犯的部位不同，癣病可分为头癣、体癣、股癣、手足癣、甲癣和花斑癣等。主要表现为皮肤出现红斑、丘疹、水疱、鳞屑、断发、脱发和甲板增厚、变色、变形、缺损等，局部瘙痒明显。本病容易复发，男女老幼均发病。

长期以来，人们对浅部真菌病认识不足，认为病情不影响健康，故从不主动求医，任由病情发展。另外，有的人即使就医，也是病情好转即停药，往往造成复发。

预防是防止浅部真菌病反复的关键。所以，要预防浅部真菌病，首先要养成良好的卫生习惯，保持皮肤清洁干燥，勤换鞋袜，袜子要和衣服分开洗，鞋子要透气，帽子、枕巾、毛巾、内衣、内裤等都要经常清洗、晾晒和消毒处理。

不使用公共拖鞋、浴盆、毛巾、用具等。对易感人群，如身体抵抗力差，过度肥胖者，爱出汗或者患有慢性病、营养不良、特殊职业如驾驶员、矿工、运动员等，要尽量避免和其他患者以及患有癣病的动物密切接触，还要避免滥用激素和免疫抑制剂等，以免因机体抵抗力减弱而易致继发感染。患病后要及时确诊治疗，疗程要充足。

手癣往往继发于足癣，且多先从一只手开始，如不治疗经若干年后可发展至双手。由于手是用来干活的，所以患手癣后常常造成新的传染，如导致体癣、股癣等。无论是手癣还是足癣，如任其发展，几乎所有病人都会最终发生指趾甲的感染而形成甲真菌病即甲癣。甲癣较手足癣更顽固。

因此，在日常生活中千万不能轻视手足癣，它会导致更严重和更顽固的病症，应当积极治疗。目前治疗手足癣的药物很多，可分为外用药和口服全身用药两大类。口服治疗往往仅用于皮损范围大、顽固、外用药难以奏效的病例，但须在医生指导下使用。

春季要及时治疗过敏性鼻炎

症状： 过敏性鼻炎

妙方： 乌梅20克，苍耳子15克，黄芪30克，辛夷12克，白芷、防风、荆芥各10克，白术、诃子各9克，柴胡、薄荷各6克，麻黄3克，细辛2克。日服1剂，水煎2次，取液混合，分两次服，10天为1疗程。

药理： 医学研究表明，苍耳子具有很好的消炎作用，煎剂在体外对金黄色葡萄球菌有某些抑菌作用，其丙酮或乙醇提取物在体外对红色毛癣菌也有抑菌作用，对鼻炎、鼻窦炎有很好的效果。另外，辛夷花善通鼻窍，因治鼻渊头痛要药。以上药物合理配伍对过敏性鼻炎有较好的治疗效果。

进入春暖花开时节，过敏性疾病患者开始增多，尤其是过敏性鼻炎病人症状表现明显。预防过敏性鼻炎发作总体可概括为“查、避、忌、替、移”。

查，建议患者注意查找生活中容易导致过敏的物质，并到医院进行过敏原检测；避，避开可疑或已知过敏源的接触；忌，忌用一切可疑或已知的易过敏物品；替，对某种物品过敏，必须使用时，应尽量寻找作用相似且对用者无过敏的物品替代；移，对某些已知的、经常接触的过敏源一经查出，即应移离生活环境，并尽早接受脱敏治疗。

过敏性鼻炎是发生在鼻黏膜组织中的慢性非感染性炎症，非特异性鼻黏膜高反应性是过敏性鼻炎的重要特征，即鼻黏膜对正常刺激反应增加，引起鼻炎四大症状：鼻痒、喷嚏、流涕、鼻塞。近年来，过敏性鼻炎发病率明显增高，已成为一个全球性健康问题。鼻炎虽无生命危险，但涉及面广，并与常见的支气管哮喘、鼻窦炎、结膜炎等变态反应性疾病密切相关，严重影响患者的生活质量。

据了解，过敏性鼻炎是一种可控制的常见病，以药物治疗为首选，可以有效控制及缓解鼻塞、鼻痒、喷嚏、流涕等症状。此外，还可行下鼻甲冷冻、激光、射频、微波等治疗，以降低鼻黏膜的敏感性。

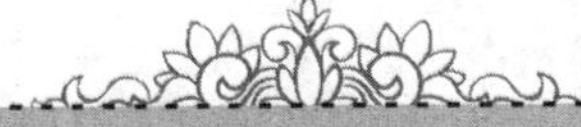

春季谨防口腔溃疡，治疗要赶早

症状：口腔溃疡

妙方：① 鲜苦瓜：取鲜苦瓜 160 克(干品 80 克)，开水冲泡，代茶饮。1 日 1 剂。一般连用 3～5 日可显效。② 葱白皮：从葱白外用刀子削下一层薄皮，把有汁液的一面向里，黏于患处，一日 2~3 次，三四天后可治愈。③ 二锅头酒：在口中含一口二锅头酒，用气将酒顶向口腔溃疡的部位，两三分钟后，咽下或吐掉都可以，一天 2~3 次，第二天疼痛消失，再治一两天口腔溃疡就会痊愈。

药理：从中医角度讲，口腔溃疡的成因多半是由于心脾经有热，胃部上火或是由感冒引起的外感邪毒。进入春季，人体内阳气上升，冬季和长时间蛰伏的火气和辛辣食物的刺激慢慢发散出来，口腔就可能出现溃疡。苦瓜和葱白皮的祛火消炎抗菌功效正好对症，而二锅头酒也具有非常好的消毒功效，此三方治疗口腔溃疡科学合理。

口腔溃疡俗称“口疮”，很多人都体验过：疼痛，吃东西时更痛，并且是大小不一的黄白色凹陷。至少要受一个星期的煎熬才能好。其中复发性口腔溃疡最常见，是口腔黏膜最容易罹患的疾病，其发病率在口腔疾病中仅次于龋齿和牙周病，占第三位。

口腔溃疡一般是在干燥、上火的季节，以及焦虑、紧张和压力过大时高发。长期睡眠不足，生活起居没有规律等行为都会让口疮出现。有的女性每个月固定发生，这通常与生理周期有关。并且这种算不上病的口腔溃疡竟然还有遗传性：如果父母常有口腔溃疡，其子女中有一半以上易患此病；父母有一方是患者，其遗传率是三分之一；若父母都没有，其子女发生率约五分之一以下。可见这种病与特殊的遗传性体质有关。其他有关维生素 B、C、铁质和叶酸缺乏的病因之说，在目前饮食极大丰富的生活状态下，已经不再是主要原因。此外，医学研究发现口腔溃疡与消化系统的疾病，如慢性胃炎、消化不良有关。

口腔溃疡发病年龄多在 10～30 岁。大多数人有复发的可能，可能两三个月发作一次。从中医角度讲，口腔溃疡的成因多半是由于心脾经有热，胃部上火或由感冒引起的外感邪毒。口腔溃疡初发时，会有自觉的轻微刺痛和烧灼感等前期症状。多次患口腔溃疡的人大多都可以准确地预知将会在口腔的什么位置产生一个丘疹，接着口腔上皮细胞产生腐蚀，进而产生溃疡。溃疡由中间开始往外扩大，疼痛加剧，影响进食、说话，甚至情绪。一般溃疡约有黄豆大小，外圈是发炎反应的红晕，经过 7～10 天，伤口逐渐愈合，黏膜恢复完好如初。在临床上，经常复发的口腔溃疡可分为轻型、重型和疱疹型三类。到目前为止，复发性口腔溃疡的病因仍无定论。大部分研究人员认为，由于精神压力等因素影响免疫功能，从而产生了自体免疫病变，出现溃疡。

口腔溃疡确实很令人痛苦，所以除了要多吃蔬菜、水果以及吃“苦”降火外，还要把自己的生活节奏稍微放慢，减轻紧张、焦虑的情绪，尽量把口腔溃疡扼患于未萌。一旦出现口腔溃疡，并严重影响了工作和生活，就要在医生的指导下，用局部类固醇口内膏涂抹。记住，最佳治疗时机是在溃疡初发时。

春季治哮喘，要治要防也要养

症状：春季哮喘

妙方：①人参10克，陈皮10克，苏叶15克，砂糖适量，加水3000毫升，煎水当茶饮。②莱菔子20克，粳米50克。将莱菔子水研滤过，取汁约100毫升，加入粳米，再加水350毫升左右，煮为稀粥，每日2次，温服。

药理：现代医学研究证明，陈皮和莱菔子对于化痰止咳均有非常好的疗效。陈皮对治疗咳喘痰多、痰热咳喘有非常好的效果；而莱菔子炒用可以化痰定喘，生吃能涌吐痰涎，如果咳嗽痰涎壅盛，或因痰浊上蒙清窍而头重昏眩者，皆可用生莱菔子。

哮喘（即支气管哮喘）是由多种过敏因素和非过敏因素作用于机体，引起机体可逆性支气管平滑肌痉挛、黏膜充血水肿和黏液分泌增多等病理变化，临床表现以发作性呼气性呼吸困难、双肺布满哮鸣音为特征的一种呼吸道疾病。本病在春季多见，大多数患者在12岁前发病（或有家族史），如不及时治疗，可导致慢性阻塞性肺气肿、肺源性心脏病、呼吸衰竭以及心力衰竭等，严重时甚至危及生命。

支气管哮喘春季多见，其主要原因为春季春暖花开，各种花粉通过空气传播，被支气管哮喘患者吸入体内；春季天气转暖，各种病原微生物大量繁殖，随呼吸道吸入体内，其作为异体蛋白也可导致支气管哮喘发作；此外，某些动物

（如蟑螂、螨虫等）的分泌物及其皮屑，以及屋尘等也可进入呼吸道，诱发支气管哮喘。故支气管哮喘患者在春季应避免到郊外、花园等处，以免接触花粉；最好适时打扫室内卫生，以免吸入上述动物的分泌物、皮屑和屋尘等。

除吸入过敏原外，支气管哮喘还与食入过敏原有关。日常食物中的鱼、虾、蟹、蛋、奶、牛肉、蘑菇、冬菇等，以及青霉素、阿司匹林等均为异性蛋白或半抗原，被支气管哮喘患者吸入后，可刺激机体产生相应的抗体，从而导致支气管哮喘发作；非异性蛋白类刺激性食物如辣椒、芥末和酒类，以及某些非半抗原药物如 β－受体阻滞剂普萘洛尔等，也可诱发支气管哮喘发作。故支气管哮喘患者应避免进食上述食物和药物。

上呼吸道感染如感冒等，不但可诱发支气管哮喘，增加支气管哮喘发作次数，而且容易使一般支气管哮喘发展成哮喘持续状态，导致呼吸衰竭、呼吸性酸中毒以及肺性脑病等严重并发症，并可进一步累及心脏，导致心力衰竭，严重威胁患者的生命安全。春季天气反复多变、骤暖骤寒，容易刺激呼吸道黏膜，出现气道收缩、痉挛，使支气管哮喘发作。故患者应注意防寒保暖，防止上呼吸道感染。

支气管哮喘患者尤其是神经精神性哮喘（内源性哮喘的其中一种）患者，每于春季来临时，应保持精神愉快，如遇上有阳光时应多晒太阳；遇上阴雨天气应多开日光灯以模拟日光照射，调节神经内分泌功能（如松果体功能），避免支气管哮喘发作。

支气管哮喘病因以外源性为多，而外源性哮喘主要为吸入过敏原引起。弥漫在空气中的过敏原如花粉、尘螨、屋尘等无处不在，令支气管哮喘患者防不胜防。故支气管哮喘患者在缓解期最好到有条件治疗的医院，请医生检测对何物过敏，再用以该物渗出液制成的注射液进行特异性脱敏治疗，以使机体产生封闭性抗体（IgG），从而防止吸入性支气管哮喘发作，或减轻发作程度。

对于食入性支气管哮喘患者，则应仔细分辨自己对何种食物过敏。例如对鱼、虾、蟹、蛋、奶、牛肉、蘑菇和冬菇等过敏者，应绝对避免再次食入之，而可进食异体蛋白与人体蛋白差异相对较少、过敏发生率相对较低的猪肉、鸡肉、鸭肉和兔肉等，以及进食新鲜蔬菜如白菜、芥菜、白菜心、空心菜、西洋菜、黄瓜和青瓜等；对于因病而需使用某些药物者，患者应主动与医生沟通，告知医生自己对某种药物过敏，请医生考虑改用其他药物。

内源性哮喘诱因以感染（细菌、病毒感染）多见。感染反复发作不但可导致咳嗽、咯痰和呼吸困难等症状，而且可诱发支气管哮喘，或使已经发作的支气管哮喘症状难以缓解，或导致哮喘处于持续状态。为此，支气管哮喘患者一旦出现早期感冒症状（如流清涕、咽痒等），应立即到医院进行综合治疗（如抗菌、抗病毒、抗过敏以及止咳化痰等），以把感冒“消灭”在萌芽状态，避免感冒诱发支气管哮喘，加重心肺负担。

加强体育运动除有增强体质、预防感冒的作用外，还有增强机体中枢神经系统功能、改善中枢神经系统的反应性和对剧烈运动耐受力的作用，从而避免发生运动性哮喘。因此，支气管哮喘患者尤其是运动性哮喘患者，应经常进行体育锻炼，运动量从“小剂量”开始，逐步增加，使机体渐渐适应体育运动（包括其他体力活动和劳动），以避免运动性支气管哮喘发作。

病情缓解期，患者可在医师的指导下口服免疫增强剂如左旋咪唑片，以增强体质和预防感冒；或吸入色甘酸钠粉末，或口服噻呱酮片，以预防支气管哮喘发作；或请中医师根据辨证，选用玉屏风散（肺虚型）、六君子汤（脾虚型）、金匮肾气丸（肾阳虚型）和七味都气丸（肾阴虚型）等中药方剂，以巩固疗效，防止支气管哮喘复发。

春天易诱发痛风，早发现早治疗

症状： 痛风

妙方： ①虎刺鲜根或花 30 克（干根 10～15 克），煎汁用酒冲服，有清热通络之效。②牡丹藤 1500 克，牛膝 30 克，钻地风 60 克，五加皮 250 克，红糖 250

克，红枣250克，烧酒5000毫升，密封1个月。每次30毫升，日服3次，有活血祛风、通络止痛之效。③珍珠莲根（或藤）、钻地风根、毛竹根、牛膝各30～60克，丹参30～120克，水煎服，兑黄酒，早晚空腹服，有祛风活血、通络止痛之效，主慢性痛风。

药理： 痛风分为急性和慢性两种，在春季非常容易诱发。以上三方通过合理配伍，均有清热祛风通络的功效，对痛风有非常好的疗效。

痛风早期典型表现为单关节炎，且导致多关节发病，引起关节疼痛、肿胀，病情反复发作，则可发展为多关节炎或游走性关节炎。受累关节红、肿、热、痛，活动受限，大关节受累时常有渗液。可伴有发热、寒战、疲倦、厌食、头痛等症状。由上可知，痛风的危害是很大的，需遵循早发现、早治疗的原则，争取尽早恢复健康。

痛风最易侵犯的关节是足部第一跖趾关节，其次是踝关节及跗间关节等，这与人的双足远离心脏，血液供应不足，本身温度偏低有关。据了解，痛风的发病原因是血液中的尿酸浓度过高，形成尿酸结晶沉积在组织中。高尿酸血症是痛风的前奏。痛风发作时，拇趾、足背、足跟、踝、指、腕等小关节都有可能红肿剧痛。反复发作，关节畸形，形成“痛风石”。

痛风发病有家族倾向，遗传模式尚不清楚。关于痛风性关节病的发病机理，许多学者普遍认为与多形核白血球有关，这就是痛风性关节炎的病因之一。

痛风时滑膜组织和关节软骨释放的尿酸钠晶体被关节液的白血球吞噬。白细胞又破坏释放出蛋白酶和炎性因子进入滑液，这也属于诱发痛风性关节炎的病因。酶炎性因子使关节中的白细胞增多，于是有更多的吞噬了尿酸盐结晶的白细胞相继破裂释放出酶和炎性成分，形成恶性循环，进一步导致急性滑膜炎和关节软骨破坏。而这些痛风性关节炎的病因都是较为常见的。

痛风不仅仅让患者感到剧痛，更是一种难以根除的、纠缠患者一生的疾病。

而且吃海鲜、喝啤酒、吃动物内脏乃至豆类，都会引起痛风病发作。在早春季节，寒冷和潮湿也是不可忽视的发作诱因。痛风的治疗越早越好，以避免病情恶化，给患者带来更大的伤害。急性发作时，初多发生在踝、手、腕、膝、肘关节，极少发生于盆骨、脊柱、肩等躯干部各关节。患者第一次发作一般多数在夜间，开始时常为单个关节呈红、肿、热、痛与运动障碍，关节疼痛如同撕筋裂骨，甚至不能忍受被单的重量，若室内有人走动，较重的震动也觉得受不了。患者还可出现高热、头痛、心悸、疲乏、厌食等症状，白细胞计数增高，血沉加快，每 100 毫升血中尿酸，男性超过 6 毫克，女性绝经前 5 毫克以上，绝经后多于 6 毫克。急性发作一般持续 3 ~ 10 天，也有数周后才缓解的。病情缓解后，关节外形及运动功能也随之恢复。少数患者在一次急性关节炎后几十年不再发作，但大多数病人经过 1 ~ 2 年会再次发作，而且常常是多处关节同时发生肿痛。痛风一年四季均会发病，但以春、夏、秋季多发。

痛风反复发作次数一多，就逐渐演变为慢性痛风性关节炎。进入慢性期后，关节呈现肥大，活动逐渐受到限制，其程度则随着发作的次数而增加，后可形成关节畸形、僵硬。有少数病人初期发作症状轻微而不典型，等到出现关节畸形、痛风结节或肾脏损害等症状时才发觉。痛风结节活检、关节液偏光镜检查，均可发现尿酸盐结晶。X 片早期表现为关节周围软组织肿胀，嗣后关节附近的骨呈钻孔状或虫蚀样骨质缺损性改变。

现代社会，越来越多的疾病肆意地袭击着人们，其中痛风性关节炎就是一个典型。日常预防痛风必不可少。首先，不进高嘌呤饮食，如动物的心、肝、肾和脑。要避免肥甘厚腻之味，体重超重者应限制热卡摄入，必须限制饮酒或禁酒。其次，适当锻炼身体，增强抗病能力，避免劳累，保持心情舒畅，及时消除紧张情绪。急性期患者应卧床休息，抬高患肢，局部固定冷敷 24 小时后可热敷，注意避寒保暖，宜大量饮水迅速中止急性发作。有痛风家族史的男性应经常检查血尿酸，如有可疑，即给予预防性治疗。为了防止复发，可长期服用小剂量秋水仙碱，也可服用小剂量丙磺舒。

春季小儿肺炎，妙方最有效

症状：小儿肺炎

妙方：① 麻黄 3 克，杏仁 10 克，甘草 3 克，葱白 10 克，淡豆豉 10 克，荆芥 6 克，半夏 6 克，莱菔子 10 克。水煎服，日 1 剂。体质壮实者，也可日 2 剂，早晚各煎服 1 剂。此方治辛温宣肺，化痰止咳，用于风寒闭肺型肺炎效果最好。② 麻黄 3 克，杏仁 10 克，生石膏(先下)25 克，桔梗 6 克，生甘草 3 克，黄芩 10 克，全瓜蒌 15 克，桑白皮 10 克。水煎服，日 1～2 剂。此方对风热袭肺型肺炎治疗最好。③ 麻黄 3 克，射干 6 克，葶苈子 5 克，杏仁、地龙、钩藤、黄芩、竹茹各 10 克，生石膏(先下)25 克。水煎服，日 1～2 剂。此方用于痰热阻肺型肺炎。

药理：麻黄具有明显的宣肺平喘作用。凡是风寒外侵、毛窍束闭而致肺气不得宣通的外感喘咳，都可用麻黄治疗喘咳，最好配上杏仁。麻黄宣通肺气以平喘止咳，杏仁降气化痰以平喘止咳，麻黄性刚烈，杏仁性柔润，二药合用，可以增强平喘止咳的效果，所以临床上有“麻黄以杏仁为臂助”的说法。喘咳的病人，如出现肺热的征候（痰黄稠、喉燥咽干、口鼻气热、遇热则喘咳加重、苔黄、脉数等），则需加入生石膏，或黄芩、知母等，以清肺热而平喘。常用的方剂如麻杏石甘汤、定喘汤等，可资参考。

小儿肺炎是临床常见病，以冬、春季为多。如治疗不彻底，易反复发作，影响发育。临床表现为发热、咳嗽、呼吸困难，也有不发热而咳喘重者。其病因主要是小儿素喜吃过甜、过咸、油炸等食物，致宿食积滞而生内热，痰热壅盛，偶遇风寒使肺气不宣，二者互为因果而发生肺炎。

小儿肺炎是儿科常见病，在没有严重并发症，如心力衰竭、休克或持续高热等情况下，可用中医中药控制病情，且能避免西药可能发生的过敏或中毒等副作用，也不会出现耐药现象。

如果孩子表现为不发热或发热无汗，呛咳气急，痰白而稀或多泡沫，口不渴，舌苔薄白或白腻、舌质淡或淡红，脉浮紧，指纹青红在风关者，辨证属于风寒闭肺型肺炎。

若以发热、有汗为主症，伴口渴，咳嗽痰黏或黄，气促鼻煽，面赤唇红，咽红等症，指纹青紫多在气关，脉浮滑。属风热袭肺型，治宜辛凉解表，宣肺化痰。

当孩子高热不退，咳嗽且伴有喘，呼吸困难，气急鼻煽，口唇紫绀，面红口渴，喉间痰鸣，声如拽锯，胸闷胀满，泛吐痰涎，舌红苔黄，脉弦滑，指纹紫至气关时，症属痰热阻肺型。

肺炎后期，或体质虚弱小儿患病时，常见潮热盗汗，颧红唇赤，干咳无痰或痰黏难吐，舌质嫩红，舌苔光剥少津，脉细数，指纹沉紫。治宜养阴清热，润肺止咳。

如果患儿体温不稳定，低热起伏，面色苍白，动则汗出，咳嗽无力，微微气喘，喉中痰鸣，神倦懒言，纳呆便溏，舌质淡苔白，脉细无力，指纹色淡，多见于支原体肺炎。治宜益气健脾，调和营卫。

此外，小儿肺炎患者，若突然面色苍白而青，口唇发紫，呼吸浅促，额汗不温，四肢厥冷，虚烦不安，右下出现痞块，舌质紫，舌苔薄白，脉象虚数或结代，是心阳暴脱之征，需中西医结合治疗，中药可用参附汤。高热抽搐，可加用紫雪散或牛黄清心丸。但需注意，由于个人体质差异，上述方药须在中医师的指导下服用。

肺炎高烧患者，一定要清淡软食，宜食鱼豆腐汤、冬瓜排骨汤（去厚油）、鸭子冬瓜汤（去厚油）等，主食以面条、小米稀饭等为好。

春季肝炎偷袭，妙方来帮忙

症状：肝炎

妙方：① 鸡内金 10 克，生山楂 9 克，茯苓 10 克，薏米 10 克。每日一副，煎熬后，分 4 次口服，疗程 2 个月。可疏肝理气、健脾养胃。② 桑葚 10 克，麦冬 10 克，沙参 9 克，紫河车 9 克，圆肉 6 克。每日一副，煎熬后，分 4 次口服，疗程 2 个月。此方有活血养阴、补肾益肝的功效。

药理：桑葚具有补血滋阴、生津润燥的功效。补肝、益肾、熄风、滋液。治肝肾阴亏、消渴、便秘、目暗、耳鸣、瘰疬、关节不利。鸡内金、生山楂和茯苓、薏米配伍可以疏肝理气、健脾养胃。以上两方活血养阴补肾益肝，对肝炎的防治有非常好的效用，尤其还具有抗癌作用。

肝炎分急性和慢性两种，致病原因不同。中医认为肝炎患病的原因主要是正气不足。由于饮食不节、失节，损伤了脾胃而不能化湿，湿热内生，困脾伤肝，造成肝胆脾胃不和，从而加剧了对正气的损伤，导致肝炎的发生。建议患者在日常生活习性和饮食习惯特别注意，这是预防和治疗的关键。

肝炎是肝脏的炎症，作为一种高发性传播疾病，已经严重威胁我们的身体健康和日常生活。肝炎种类很多，不同的原因导致不同的肝炎。了解肝炎的病因类型，对预防、诊断和治疗都有很大的帮助。

肝炎的诱因多种多样，劳累、烦躁、营救和用药都有可能诱发肝炎，在春季尤其要注意。有些肝炎病人担心病情迁延不愈，害怕会变成慢性肝炎、肝硬化，甚至演变为肝癌，或苦恼于人们对他们的回避或歧视，因而长期情绪忧郁、脾气急躁，这不仅会使病情加重，甚至会导致治疗失败。

肝脏是人体制造和贮备能量的主要场所，有“火力发电站”之称。发生肝炎后，肝脏产能和贮能的能力显著下降，如果此时机体仍因剧烈运动或劳动消耗过多的能量，势必加重肝脏负担，不利病情好转，甚至导致病情恶化。

酒精对肝脏有明显的毒性作用，而且对肝脏损害的程度与酒精含量高低成正比。原先没有肝病的人，长期饮酒也会招致肝病，甚者发生“酒精性肝硬化”。

另外，四环素、红霉素、异烟肼、利福平、甲基多巴、双醋酚汀、磺胺类、麻醉药等许多药物会加重肝脏的损伤。通常用作退热止痛的阿司匹林、对乙酰氨基酚等，对肝脏也有毒性作用。肝病属于慢性病，病程较长，目前市面上的肝炎药物种类繁多且疗效多不确切。患者治疗心切，容易同时服用多种肝炎药物或加大药量，以为这样可以“强化”疗效，其实是错误的做法。

进入春季，天气刚刚转暖，人们逐渐焕发出春天的活力。然而，在各大医院传染科就诊的肝炎病人却明显比冬季要多。多年的流行病学调查结果显示，春季是肝炎的高发季节，而且患者的病情也较重，这可能与春天万物复苏、病原微生物逐渐活跃有关。甲肝和戊肝有较明显的流行季节，一般是在冬春季，而乙型和丙型肝炎是常年散发，没有明显的流行季节，但慢性肝炎患者常受到气候，特别是春季潮湿气候的影响而容易复发。因此，在春季要特别注意卫生和保健，避免肝炎复发。

防止病从口入：病毒性肝炎中甲肝和戊肝均为消化道传播疾病，传播途径主要是食入被甲肝和戊肝病毒污染的食物、水或使用被病毒污染的餐具。时下流行的生吃蔬菜、鱼或海鲜，都会让肝炎病毒有可乘之机，导致肝炎的发生。因此，首先要注意个人卫生，饭前便后要洗手；做到不喝生水；在外面就餐时，要找清洁卫生的餐馆；戒除生吃蔬菜、鱼或海鲜的不良习惯。

过度劳累（包括体力和脑力劳动）会破坏机体相对平衡的免疫状况，促使肝炎病毒的复制，加重肝脏的负担，容易引致慢性肝炎的复发。因此，慢性肝炎患者要特别注意休息，避免长途跋涉、熬夜、精神高度紧张、工作压力过大、情绪波动以及房事过频等。

肝炎患者饮食应以清淡、营养丰富的食物为主，避免多吃油腻、油炸、辛辣的食物。饮酒是引起肝炎复发最主要的原因之一，因此肝炎患者必须禁酒。另外，除了蔬菜水果之外要多吃一些酸性的东西如山楂、食醋等，对保护肝脏会有一定的帮助。

早春之时，天气反复无常，人们常容易患其他疾病，如感冒、腹泻、胆囊炎、消化道大出血等，这些疾病往往也会导致肝功能的异常波动。

春季腮腺炎，葱姜蒜就搞定

症状：腮腺炎

妙方：① 去皮大蒜头、醋等量，捣烂如泥，敷患处。每日 2~4 次。现捣现敷。病之初起时疗效更好。若出现发热、头疼等全身症状者，可加内服药治疗。② 大葱 3 根，切碎捣烂，敷患处。本方主治腮腺炎。有散肿消结之功。③ 姜汁、大黄末适量。上药和匀，遍擦腮部，只露一头，不日即愈。本法对腮腺炎的治疗有较好的疗效，可以起到清热散结的作用。

药理：医学研究证明，大蒜、大葱、姜汁均有清热消肿的功效，合理配伍之后对腮腺炎的治疗有非常好的疗效。以上三方均针对腮腺炎而成，具有散肿消结、清热解毒的疗效。

腮腺炎，俗称“猪头风”、“胖腮”等。它是由腮腺炎病毒感染引起的传染性疾病，可通过接触、飞沫等传染，一年四季均可发病。但是，冬、春交替季节，最容易发病。因此，春季宜谨防腮腺炎。

春天到来，万物复苏，流行性腮腺炎也是其中之一。此病只在人群中发生，受感染的人、病人和健康带毒者是唯一的传染源。一般病人易发现、易控制，但有约 35%的感染者症状不明显，亚临床型者，其排毒时间与显性病人一样长，更有流行病学的意义。流行性腮腺炎是丙类传染病，平时不要求传染病报卡，易造成对本病疫情的忽视。因此，流行性腮腺炎疫情的暴发多是因为发现晚、措施不力而造成传播蔓延。

流行性腮腺炎以直接接触唾液或唾液污染的食具、玩具等，以及空气飞沫的途径传播。病毒侵入上呼吸道黏膜，并在局部生长繁殖，通过血液传播至腮腺及其他器官，引起该器官的炎症或损害。潜伏期 14 ~ 21 天，平均 18 天。部分病例有倦怠、畏寒、低热、头痛等前躯症状，前躯症状出现数小时或数天后腮腺肿大，局部疼痛、过敏，开口咀嚼时疼痛明显，白细胞计数正常或稍减少，淋巴细胞相对增多。流行性腮腺炎时常并发有睾丸炎及卵巢炎，可导致不孕。最严重的并发症是脑膜脑炎，致死率波动在 0.5% ~ 3%。流行性腮腺炎的并发症，对儿童、青少年的健康危害很大，并且每例感染者周围都有一批隐性感染者，使传染源难以排除，故易造成扩散流行，尤其在腮腺炎高发的春季危害更为严重。

流行性腮腺炎防治最有效的办法是疫苗免疫接种。国内外均已研制出减毒活疫苗，接种后可收到满意的预防效果。儿童时期使用疫苗获得的免疫力，能否长期维持到成人时期，足以防止临床腮腺炎及其并发症的发生等问题，现仍缺乏充分的实验及流行病学调查研究的数据。丙种球蛋白用于预防腮腺炎，并不能获得明显的效果，曾经使用过剂量达 20 毫升的混合丙种球蛋白，同样也未显出预防腮腺炎的效果。

现代医学总结和概括出腮腺炎的主要症状是：以耳垂为中心的耳垂下方肿大，伴有明显疼痛或压痛、张口困难、发烧、食欲下降等。一般潜伏期为 2 ~ 3 周，先是一侧肿大，接着另一侧也出现肿大，并伴有疼痛和热感。在这段时间里，应对病人进行隔离，消肿一周后就不会传染了。

在春季，有一些人因腮腺炎病毒感染，而引起颌下腺肿大，其症状与腮腺肿大类似，两者均可服用利巴韦林（新博林）。这种药在服用一个治疗周期后，会达到药效的饱和度，即使肿胀没有完全消退，药物也会慢慢在体内发挥作用。若服药治疗一段时间后肿胀还未消除，可继续服用其他的抗病毒性药物。

腮腺炎病毒有多种类型。如果被某种腮腺炎病毒感染，治疗后虽然对该病毒会产生抗体，但也会被另一种腮腺炎病毒感染，还会长“痄腮”。长“痄腮”不是终生免疫性疾病。腮腺炎引起的并发症很多，如腮腺炎脑炎、睾丸症等。所以，患上腮腺炎要及时治疗。

春季高发偏头痛，用食物治疗

症状：偏头痛

妙方：① 向日葵花盘100克（干品），捣碎，加水500毫升，煎取浓汁液，纱布过滤后内服，每日一剂，早晚分服。② 甘菊花、石膏、川芎各10克，研末，每服3克，清茶送下。③ 鲜白萝卜一个，捣烂挤汁，滴鼻。在滴液中也可溶入冰片2克后再用。滴后应保持20分钟内汁水不外流，一天2次。

药理：川芎能“上行头目”，祛风止痛，无论风寒、风热、风湿、血虚、血瘀头痛均可随证配伍用，“头痛须用川芎”。若配菊花、石膏、僵蚕，可治风热头痛；甘菊花可消除各种不适所引起的酸痛，退肝火，消除眼睛疲劳。可治长期便秘，消除莫名紧张，眼睛疲劳，润肺，养生。利于肝机能养护、神经质、痉挛等。可消除感冒所引起的肌肉酸痛以及偏头痛，且对胃及腹部神经有所助益。向日葵花盘和白萝卜汁对治头痛、目昏等症状有非常好的效用。

偏头痛俗称偏头风，西医称“血管性头痛”。患者头部一侧或双侧胀痛，呈搏动或持续性频繁发作，主要是由于颅内动脉收缩、扩张而引起，多见于女性，尤其是中老年妇女发病率高，采用食疗，对偏头痛有显著疗效。

偏头痛是反复发作的一种搏动性头疼，属众多头疼类型中的“大户”。它发作前常有闪光、视物模糊、肢体麻木等先兆，约数分钟至1小时左右出现一侧头部一跳一跳的疼痛，并逐渐加剧，直到出现恶心、呕吐后，感觉才会有所好转，在安静、黑暗环境内或睡眠后头痛缓解。在头痛发生前或发作时可伴有神经、精神功能障碍。

研究显示，偏头痛患者比平常人更容易发生大脑局部损伤，进而引发中风。其偏头痛的次数越多，大脑受损伤的区域会越大。

多数典型性偏头痛病人呈周期性发作，女性多见。发病前大部分病人可出现视物模糊、闪光、幻视、盲点、眼胀、情绪不稳，几乎所有病人都怕光，数分钟后即出现一侧性头痛，大多数以头前部、颞部、眼眶周围、太阳穴等部位疼痛为主。可局限某一部位，也可扩延整个半侧，头痛剧烈时可有血管搏动感或眼球跳出感。疼痛一般在 1~2 小时达到高峰，持续 4~6 小时或十几小时，重者可历时数天，病人头痛难忍十分痛苦。

普通性偏头痛占 80%，比较常见，发病前可没有明显的先兆症状，也有部分病人在发病前有精神障碍、疲劳、哈欠、食欲缺乏、全身不适等表现。女性月经来潮、饮酒、空腹饥饿时也可诱发疼痛。头痛多呈缓慢加重，疼痛部位可为一侧或双侧，也有的为整个头部，疼痛的程度也较典型性偏头痛轻。

偏头痛患者饮食宜清淡，除米、面主食外，可多食青菜、水果类食物。多食富有营养的食物，如母鸡肉、猪肉、猪肝、蛋类以及桂圆、莲子汤等。有热者，宜吃新鲜蔬菜、水果、绿豆汤、赤豆汤等。禁忌烟、酒和公鸡肉、螃蟹、虾等发物。含高酪胺的食物，如咖啡、巧克力等食物严禁食用。

春季易发桃花癣，妙方可治愈

症状：桃花癣

妙方：荆芥、白芷、防风、羌活、蝉蜕各 6 克，牛蒡子、苍术、苦参、知母、石膏、当归、生地、胡麻仁各10克。将诸药用热水冲洗后剪碎，加清水煮5～10分钟或用滚水冲泡代茶饮，每周喝2～3天。

药理：此方以荆芥、防风、牛蒡子、蝉蜕为主药，祛在表之风邪；配伍苍术祛风燥湿，苦参清热燥湿。每年春天桃花盛开的时候，有些人的皮肤，尤其是面部皮肤也随之出现色斑、干燥、脱屑、瘙痒等情况，俗称“桃花癣”。虽然名为“癣”，但这并不是通常人们所理解的“真菌感染”，而是特发于面部的脂溢性皮炎、单纯糠疹、春季皮炎等皮肤病的总称。

在春天风和日丽、桃花盛开的美好季节，各种皮肤病也极易高发。“桃花癣”“粉化疮”便是春季常见的皮肤病，这种疾病好发于青少年和女性，患者常常久治不愈，影响了日常生活与社交。面对恼人的“桃花癣”，应该科学防治。

“桃花癣”又叫“春癣”或“杏斑癣”，是民间对春季常见的一种面部鳞屑性皮肤病的俗称。“桃花癣”实际上是单纯糠疹、春季皮炎、过敏性皮炎、脂溢性皮炎等一类皮肤病的总称。春天，该病常会发于双颊和额部。由于“桃花癣”的症状多为红斑，有时伴有瘙痒，常会被人误以为是皮肤癣。部分患者买了治癣的药水外用，结果越治越重。其实，“桃花癣”只是一种春季皮炎，癣则是真菌感染，两者是完全不同的。

如何预防“桃花癣”呢？首先，外出归来时要把落在脸上、颈部、手背的花粉、灰尘等过敏性物质清洗干净，以减少致病的机会。在洗脸中，不要用碱性强的肥皂，以免刺激皮肤。此外，外出应尽量避免风吹日晒，要多吃水果、蔬菜，以保证多种维生素的供给。发病时不宜吃刺激性食物，如葱姜、辣椒等，以防病情加重。孕妇或婴儿，春日风沙大时尽量少外出，如有需要外出应戴上口罩、太阳镜，避免染上变应原。

“桃花癣”常见发病原因大致包括以下几点：患者属于过敏体质；环境空气中散发的异常气体、漂浮的花粉、宠物（猫狗、鸟类）的皮毛、人体脱屑等；寄生在宠物皮肤上的螨虫和微生物；灰尘中和地毯中的尘螨；护肤品、化妆品、染发剂等所含的化学添加剂等。

与此同时，护肤品、化妆品或防晒遮光剂中含有挥发性物质、防腐剂、香料、美白脱色剂、乳化剂以及重金属物质，也会引起不同程度的皮肤刺激和过敏反应。有些患者在个别美容院做完面部美容美白后，或长期使用在美容院购买的美白产品，同样会出现面部过敏现象。

中医认为，许多容易致敏的食物（也即常说的“发物”）、辛辣刺激性的食物（如辣椒、葱、姜、蒜、酒、咖啡、浓茶等）皆会引起面部皮肤受损、瘙痒加重，继而使过敏性皮炎的病情恶化。

“桃花癣”的早期表现主要包括：颧骨、眼睑周围、面颊部轻度局限性红斑，上面出现细小糠状鳞屑，并伴有轻度瘙痒。随着病情的变化，皮肤受损范围日渐扩大，出现轻度水肿、丘疹、脱屑，并伴有明显瘙痒，严重的皮肤会产生灼热感。这种疾病如不及时治疗，或过度治疗，都会形成皮肤湿疹化、肥厚苔藓化，影响患者的正常工作、学习、生活与社交。

类固醇皮质激素是治疗“桃花癣”等过敏性皮炎的有效药物，规范使用可达到一定的治疗效果。不过，临床上也有不少人贪图近期治疗效果，最终导致过度治疗。一旦停用激素，患者病情就发生反弹，皮肤状况会更差。临床还发现，长期使用类固醇皮质激素会并发糖尿病、高血压、胃溃疡和全身继发感染，有的甚至诱发全身性红皮病。为此我们建议，激素性外用药不能大面积长期使用；否则患者局部皮肤会逐渐发生红斑肿胀，严重者还会发生皮肤萎缩、色素增加、毛细血管扩张、局部多毛等。

对付“桃花癣”，还应在皮肤专科医师指导下治疗用药。具体来说，抗过敏药物是治疗该病的常用药，但长期使用会损害心肌。原则上，“桃花癣”的用药可根据皮肤损害程度和症状选择：面部轻度干燥、出现细屑的，可选用单纯的润肤剂；面部轻度红斑脱屑，伴有瘙痒的，可外用非皮质激素抗炎霜剂；如出现红斑肿胀、灼热疼痛，可先将纱布用凉纯水浸湿，湿敷面部 15 分钟，每日三次，敷湿后外涂钙调磷酸酶抑制剂类霜剂。患者同时要避免生活环境中接触过敏物，谨慎选用护肤化妆品；进行美容要选择正规的美容产品和美容场所，禁忌搔抓、烫洗等刺激行为。

中医中药治疗起效虽慢，但调理全身可使疾病获得缓解和治愈，对激素依赖性皮炎有独特的效果。常用的中药有防风通圣丸、肤痒颗粒等；内服汤药应由中医师开处方，常用药方有银翘散、消风散、枇杷清肺饮等。另外，患者在日常饮食中选食清热食品，如绿豆、豆芽、苦瓜、黄瓜等，均有助于皮肤病的康复。

春季多发冠心病，妙方来帮忙

症状：冠心病

妙方：① 桃仁、枣仁、柏子仁各 10 克，粳米 60 克，白糖 15 克。制法：将桃仁、枣仁、柏子仁打碎，加水适量，置武火煮沸 30～40 分钟，滤渣取汁；将粳米淘净入锅，倒入药汁，武火烧沸，文火熬成粥。服法：早晚皆可，佐餐服用。功效：活血化瘀，养心安神，润肠通便。适用于瘀血内阻之胸部憋闷，时或绞痛；心失所养之心悸气短、失眠；阴津亏损之大便干燥，舌质红或瘀点、瘀斑。

② 丹参 30 克，檀香 6 克，白糖 15 克。制法：将丹参、檀香洗净入锅，加水适量，武火烧沸，文火煮 45～60 分钟，滤汁去渣即成。服法：日服 1 剂，分 3 次服用。功效：行气活血，养血安神，调经止痛，清营热除烦满。适用于血脂增高，心电图异常，长期心前区闷，时或绞痛，舌质有瘀点等症。还可用于心血不足、心血瘀阻之心悸失眠、心烦不安，妇女月经不调、经期情志不舒等。

③ 猪心 1 只，韭白 150 克，胡椒粉适量。制法：将猪心洗净入锅，加水适量，武火烧沸煮熟；倒入韭白，文火煮炖至猪心软透，加入作料即成。服法：佐餐服用。功效：通阳散结，健脾益心，理气消食。适用于胸痹，胸闷疼痛，气短，心悸，失眠，脘腹胀满疼痛，饮食不振，大便溏泻，舌淡苔薄，脉沉细。

药理：以上三方用以防治血小板聚集、改善血液高凝、降低血脂等。但是冠心病的饮食治疗更为重要。原则是扶正祛邪，标本兼治，涤痰逐瘀，活血通络，补益气血。宜多吃新鲜蔬菜、水果，适当进食肉、鱼、蛋、乳，禁服烈酒及咖啡、浓茶，不宜进食糖类食品及辛辣厚味之品。

春季是冠心病的多发季节，专家在此提醒患者，对不明原因的疼痛应提高警惕。患者外出时，应随身携带硝酸甘油类药物，以防心绞痛发作。冠心病以心绞痛型和心肌梗死型最常见。心绞痛常表现为胸骨中上部的压榨痛、紧缩感、窒息感、重物压胸感，有胸痛逐渐加重且数分钟达高潮等症状。有些老年人症状常不典型，仅感胸闷、气短和疲倦；老年糖尿病患者甚至仅感胸闷而无胸痛表现。心肌梗死是冠状动脉血供急剧减少或中断，使相应的心肌严重而持久地急性缺血所致。病人往往有先兆表现，如发病前数日或数周内乏力，胸部不适，活动时心悸、心急、烦躁；突然严重的心绞痛发作，且次数增加、剧烈；患者疼痛时伴有恶心、呕吐、心动过缓；出现心功能不全的症状，如呼吸困难、发绀等；心绞痛发作时，常伴有昏厥或休克，出现心律失常等。老年人或糖尿病患者，常症状不典型，易造成误诊。因此，对不明原因的疼痛应提高警惕。

冠心病患者要为自己创造舒适、安静的居住环境；经常保持心情愉快，避免情绪过于激动；勿从事负担过重的工作，注意劳逸结合，平日进行适当的体育锻炼；注意饮食搭配和科学进餐；保持每日大便通畅；做到服用药物定时定量，切不可中途随意停药。外出时，应随身携带硝酸甘油类药物，以防心绞痛发作等。

早春天气乍暖还寒，早晚低温，细菌病毒活跃，忽冷忽热天气更考验心脏，不注意护“心”，同样容易引发疾病，“春捂”重点“捂”头颈与双脚，易让人忽视的是腿和脚，因为人体下半身的血液循环较差，容易遭风寒侵袭。如果受寒感冒易加重冠心病，诱发心绞痛甚至发生心肌梗死。

俗话说，“常在花间走，能活九十九”。春天去欣赏大自然的美丽景象，是一项有益于身心健康的活动。对于冠心病患者，心情舒畅尤为重要，紧张抑郁会加重病情，产生胸闷胸痛。当人满怀忧愁时，步入花的世界，花香沁人心脾，忧愁自然烟消云散；当人怒火中烧之际，来到百花丛中，香气袭人，也会心平气和。

在饮食上冠心病并不主张全素，少吃肉类，不等于不吃，要荤素搭配，注意营养，还要吃容易消化的食物。老年人脾胃虚弱，功能减退，不能把水果当饭吃，也不能把豆浆当水喝，过量都会损伤脾胃，造成泛酸、腹胀、嗳气，还会出现胸闷不适等，造成心胃同病。

春天饮食应“省酸增甘”。因春天本来肝气较旺，若再吃酸性食物，易导致肝气过于旺盛，而肝旺容易损伤脾胃，所以饮食忌“酸”。酸性食物有羊肉、狗肉、鹌鹑、炒花生、炒瓜子、海鱼、虾、螃蟹等。宜食用甘温补脾之品，可多吃山药、菠菜、大枣、韭菜等。也可用山药和薏米、小米、莲子、大枣共煮成粥食用。诸如麦芽山药粥、红枣薏米粥、荞麦山药粥等都是养身好粥。

春季易起头屑，生姜水洗一洗

症状： 头屑

妙方： 生姜、醋适量。先把生姜切片，入锅煮沸，待水不烫时适量加醋，再加水洗头。

药理： 醋有杀菌消毒的作用，而姜对马拉色菌是最大的克星。此外，姜所特有的刺激性还能扩张头皮下的血管，增加发根毛囊的血流供应，使头发更柔顺而富质感，可谓一举两得，去屑又养发。

乍暖还寒的春季，气候变化快，空气干燥，人们的头部容易长出大块的头皮屑，而且还特别痒。有相当多的人是因为头发过于油腻而长头屑的，但也有因为头皮过干而长头屑的。干性头皮是由于头皮上缺乏油脂（皮脂）所引起的。很多人每到春季就会被头屑问题所困扰，往往是每天洗头都无济于事。既然如此，不如想办法将它彻底治愈。

一般情况下，人们都会用去屑洗发水来洗头，殊不知，凡是去屑洗发水，都含有多种化学成分，用久了就会使头发干枯，头皮干燥，所以，要想从根本上解决头屑问题，还是得找天然的去屑法。

首先，要搞清楚头屑是怎样产生的。原来，头皮上的细胞每日都在进行新陈代谢，期间，那些死亡的细胞就会变成白色的物质，而这正是我们肉眼所见到的头屑。这也就意味着，要想完全没有头屑是不可能的，因为我们的头皮细胞需要不断地新陈代谢，只要生命不息，它就不会停止。而头屑过多，主要是由一种叫做马拉色菌的真菌引起的。众所周知，真菌是细菌里比较顽固的一种菌，比如脚气病，也是真菌所致，所以我们要下大力气消灭它。马拉色菌以头皮上的油脂为食，在此过程中，它会刺激头皮，使成片的细胞像雪花般脱落。

生姜加醋能治头屑，主要是因为醋有杀菌消毒的作用，而姜对马拉色菌是最大的克星。此外，姜所特有的刺激性还能扩张头皮下的血管，增加发根毛囊的血流供应，使头发更柔顺而富质感，可谓一举两得，去屑又养发。

另外，还有一个妙方推荐给大家，就是把上面妙方中的姜换成葱头，头屑多的朋友可以两个妙方轮流着使用，这样效果会更好。

有些朋友苦于头发干枯，这里也给大家推荐一个相关的妙方，就是用淘米水洗发。淘米水之所以能去发质干枯、毛糙、分叉、暗淡无光的毛病，其药理就在于淘米水中含有多种水溶性维生素，而水溶性维生素又最容易被头发吸收。所以用淘米水洗头发，等于是给头发补充维生素，长期使用，洗出来的头发会又黑又亮又干净。需要注意的是，最好用淘粗米的水，太干净的米淘一两次是没有多少维生素的。

第二章

夏季养生妙方

夏日脾胃损伤有妙方

症状： 脾胃损伤

妙方： ① 用生蒜泥 10 克，糖醋少许，饭前拌食。有醒脾健胃之功，而且可预防肠道疾病。也可用山楂条 20 克，生姜丝 5 克，拌食，有消食开胃之功。还可用香菜 125 克，海蜇丝 50 克，食盐糖醋少许，拌食。有开胃健脾之功。② 选用莲子 50 克，白扁豆 50 克，薏仁米 50 克，煮食。或银耳 20 克，百合 10 克，绿豆 20 克，糯米 100 克，煮粥食。或山药 50 克，茯苓 50 克，炒焦粳米 250 克，煮粥食。有护脾益胃之奇效。

药理： 夏天天气炎热，很多人为了防止炎热上火，总会多吃凉冷食物，甚至还把凉食冷饮当做饭吃。吃雪糕，喝凉茶，狠狠吹空调。殊不知频繁降火清热会造成脾胃损伤。夏日食欲缺乏、腹泻等都是脾胃损伤的表现。以上两方可醒脾健胃，有效预防肠道疾病，尤其对脾胃的养护作用明显。

炎炎夏日坐在空调房里虽然惬意，但总会觉得口干舌燥，似乎是“上火”。为了降火，人们常吃西瓜和雪糕。为了清热，每天中午都喝一杯凉茶，下午吃一支雪糕，晚饭要么吃苦瓜，要么吃冬瓜，有时还在饭后再来一块西瓜解暑。如此饮食当然会导致又吐又泻、茶饭不思、手脚冰凉、浑身无力，这是典型的脾胃损伤的症状。

“脾胃”是中医学的脏腑概念。“饮食不节、情志失调和劳逸失度，都会影响脾胃。”饮食不节包括饥饱失调、醇酒厚味、熏烤盐渍、饮食不洁、寒凉生冷等；劳逸失度则包括久坐少动、劳倦过度，这些都是都市人胃肠疾病高发的主要原因，特别是白领、教师、司机等职业人群，经常食无定时、烟酒过多、失眠熬夜等，更容易加剧“脾虚”，导致脾胃失调。

《黄帝内经》里就有“防因暑取凉”，其实也是告诫人们在盛夏避暑的同时一定要注意保护体内的阳气。如果贪凉一直待在空调房里，或者待在过于潮湿的地方，致使中气内虚，从而导致暑热、风寒等外邪乘虚而入。所以，在祛暑乘凉、空调房睡觉时，要特别注意盖好腹部。

夏季气温较高，人们也极易贪凉过食冷饮。冰镇饮料、冰激凌、冰镇西瓜等，恨不得什么都吃凉的，但过食冷饮会使胃肠道内温度骤然下降，局部血液循环减慢，血流量减少，影响胃肠对营养物质的吸收。从中医角度讲，过食寒凉之物容易伤害脾胃，造成脾胃虚寒，脾虚则运化吸收能力下降。

进入夏季，随着天气渐渐炎热，有些人就会出现胸闷不适、食欲缺乏、四肢无力、精神萎靡、大便稀薄、微热嗜睡、出汗较多等症状，体重也会随之减轻，这就是老百姓常说的苦夏。

苦夏之苦主要源于脾胃之苦。三伏天里，天热出汗多，热能消耗大，本身脾胃的运化负担就比其他季节要重，如果外界湿气再困遏脾胃，使其运化功能受到影响，那么人体需要的水谷精微得不到有效补充，更会加重苦夏的症状，导致人肚胀不思饮食，舌苔较厚，食之无味，易口渴，乏力困倦等。

同时，夏季炎热还会造成精神方面的不良症状。从中医角度讲，肝属木、脾属土，一方面，肝郁会影响脾土，另一方面脾土也会影响肝木。脾胃不好，运化水谷精微受影响，肝木得不到有效的滋润和给养，还容易情绪不佳、脾气暴躁等，而肝主情志，这就解释了为什么有的人夏季易烦躁不安、无故发火。

要想苦夏不苦关键要注意两个方面。

首先，从饮食入手，每餐不宜吃太饱，以免增加消化负担，致使脾胃运化能力下降；要清淡饮食，适当清理脾胃堆积，使脾健胃和。可以选择一些祛暑、祛湿、健脾类的食物，比如绿豆、西瓜、生薏米等。

其次，生命在于运动，夏季高温条件下人体本身消耗增大，体能储备相对较弱，容易倦怠，不愿意运动，但适量的运动有助于脾胃消化，增进食欲。因此提倡科学运动，每天运动控制在 20 ~ 30 分钟为宜，强度适当减小，可选择游泳、散步、拳操、非对抗性球类等运动。

夏天养生重养阳，怕冷是阳虚

症状：阳虚

妙方：① 韭菜 100 克，羊肝 120 克。将韭菜去杂质洗净，切 1.6 厘米长；羊肝切片，与韭菜一起用铁锅旺火炒熟。当菜食用，每日 1 次。此方有温肾固精的功效。适用于男子阳痿、遗精、盗汗，女子月经不调、经漏、带下、遗尿，还适用于夜盲、角膜软化症等。② 枸杞叶 250 克，羊肾 1 只，羊肉 100 克，葱白 2 茎，粳米 100~150 克，细盐少许。将新鲜羊肾剖洗干净，去内膜，切细；再把羊肉洗净切碎，枸杞煎汁去渣，同羊肾、羊肉、葱白、粳米一起煮粥；待粥成后加入细盐少许，稍煮即可。每日 1~2 次，温热服。此方滋肾阳，补肾气，壮元阳。适用于肾虚劳损、阳气衰败所致的阳痿、腰脊疼痛、腿脚痿弱、头晕耳鸣、听力减退、尿频或遗尿等。③ 冬虫夏草 10 克，甲鱼 1 只。将宰好的甲鱼切成 3～4 块，放入锅内焯一下捞出，割开四肢，剥去腿，将油洗净。将虫草用温水洗净，大枣用开水泡胀，甲鱼放在汤碗中，上放虫草、红枣，加料酒、盐、葱节、姜片、蒜瓣，上蒸笼蒸，熟后食用。本方有温阳益气、滋阴固肾的作用。

药理：阳虚对于男性其主要表现为遗精盗汗、肾虚阳痿等症状，而对于女性则会出现月经不调、经漏带下等不适。以上三方中所选食材药材都是养阳补气的佳品，有温阳益气温肾固精的功效，适用于肾虚劳损、阳气衰败所致的一切症状。

阳虚的主要表现为脸色青白灰暗无光泽，女性阳虚时面色往往发白，缺乏血色。抵抗力下降，明显怕风、怕冷，对季节转换特别敏感，稍不注意就着凉感冒。食欲不好或大便稀薄、不成形，经常慢性腹泻，特别是熬夜、吃寒性食物、劳累或受寒后就开始拉肚子。稍微一活动，哪怕上三层楼就会感觉心慌、气短，还特别容易出汗，夜间多尿。女性会出现精神萎靡不振，少气懒言，甚至还会有月经不调的症状。而男性则表现为腰部酸痛、阳痿、早泄等。

夏天是“哪儿凉快去哪儿待着”的季节，有些人喜欢吹风扇、空调，但有些人却不一样，夏天吹风扇都觉得很冷，更不敢吹空调，稍不小心遇冷就感冒，每天精神不振，容易犯困，还经常觉得腰酸、四肢乏力等。从中医角度来说，出现这种情况的人其实就是阳虚，原因在于体内阳气不足。

由于传统的中医知识没有在社会普及，很多人搞不明白阳气虚弱后，身体会有哪些变化和表现。一般来讲，有以下症状就意味着人体阳气衰弱或受损。

日常生活中，导致阳虚的原因很多，首先是空气及水污染严重。《黄帝内经》讲：人是天地所生，天以气养人之阳，地以食养人之阴。在被污染的空气中呼吸，阳气必然受损。其次是常吹空调。单位有空调、商场有空调、家里晚上吹空调，几乎整天都待在空调环境中，阴寒之气频频侵入，加之平时缺乏运动或者根本不运动，出汗越来越少，久而久之就损伤了阳气。第三，每当夏天，由于天气炎热人们普遍喜欢喝冰啤饮凉茶，不管体质状况如何，这样都会有损身体脏腑阳气，造成阳虚。从中医性味来分析，抗生素属于苦寒性质，苦寒容易攻伐阳气，致阳气不足，导致体质虚弱。另外，看球赛、打牌、唱歌、玩游戏等到深夜甚至通宵。养生常言“日出而作，日落而息”。“阳气者，烦劳则张”，所谓张就是往外散，尤其是晚上阳气应该内收，应该回归本位。一烦劳阳气就不能归位，就会慢慢耗散。

中医养生强调“春夏养阳、秋冬养阴”，这样的养生方法，对于避免很多疾病都非常有效。阳气不足的人，可以从饮食、运动、药物、中医外治四个方面进行相关的调理，逐步提升体内阳气，达到阴阳平衡的健康状态。预防时可多吃补阳食物，如羊肉、狗肉、葱、姜、蒜、虾米、韭菜、核桃仁、胡椒等，少食生冷寒凉食物，如黄瓜、藕、梨、西瓜等。

“动则生阳”。所以，阳虚体质之人，要加强体育锻炼，如散步、慢跑、太极拳、八段锦等，也可常做日光浴、空气浴，以强壮阳气。不过，饮食、运动养阳气见效缓慢。所以，中医有内外补阳的方法。外治是根据火为阳、艾灸温阳的中医理论，采取火艾灸疗法，火疗在人体属阳经络、督脉等部位施治，疏通阳经脉络，激发机体阳气。

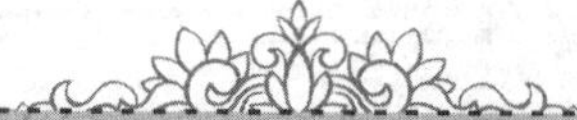

夏季养心妙方，清热泻火又祛暑

症状：心火旺盛

妙方：① 取 3 克莲子心，加 600 毫升水先大火煮滚，再加 30 克切成小块的莲藕，以小火续煮 10 分钟，最后加入半颗去皮并切成小块的水梨，酌量加入冰糖调味，焖煮 5 分钟即可，可降火气，改善口干口臭，助清心安神，帮助入眠。此方可清热止渴、润肺滋阴。特别提醒，莲藕属淀粉，正减肥或体重过重者，若吃了莲藕，则其他淀粉如饭、面就应酌量减少。② 取 150 克（约 1 把）芹菜，洗净切小段；取 1 颗苹果，去皮切小块，放果汁机内，加 350~500 毫升开水及酌量蜂蜜打成汁，不要滤渣，15 分钟内喝完。可降火气、降血压。此方有祛湿、清肠，缓解心火旺盛的奇效。需要提醒的是，芹菜属高钾低钠蔬菜，有助于预防心血管疾病，限钾的肾脏病患，宜先咨询医师。③ 取 10 颗圣女小番茄，洗净；半颗奇异果削皮切小块，500 毫升低脂优酪乳，共放进果汁机，搅打至带颗粒状。可清热止渴、助降心火，并具健胃整肠的功效。油脂可提高茄红素吸收率，可加 5 克黑芝麻。该方可消食积、解渴，改善发热烦渴。若不习惯优酪乳黏稠口感，可以加 100 毫升开水搅打，口感更佳。于 15 分钟内喝完。

药理：夏天在五行当中属火，对应的五脏是心，阳气和心火比较旺盛，容易耗气伤阴，从而导致脸部红热、心浮气躁、口干舌燥、食欲缺乏等症状。以上三方从养心角度出发，对夏季心火旺盛、烦躁等症状有清心安神的作用。

夏日酷暑，人体分解代谢加大，清热泻火饮食调养必不可少。一方面，应注意暑湿伤脾，使消化功能减弱，防止病从口入；另一方面，应避免辛温燥热的食物，饮食应顺应自然，选择清热类食品。清热类食品在选择上应注意：以清淡素食为主，减少荤腥厚味。夏季人的消化吸收能力都较弱，荤腥厚味多难消化，且影响食欲。狗肉、羊肉偏温燥，不可多食。鸭肉、兔肉、瘦猪肉等不热不燥，可用以补充蛋白。

同时，寒凉味酸食品多有清热作用。在暑热的盛夏，为对抗热邪致病，寒凉酸味食品多具有清热功能，如黄瓜、猕猴桃、枇杷、柠檬、酸梅汤等。此外，还可以关注药食两用的清热食品。这类食品能药用，也能食用，清热作用较强。一般用量不必过大，可经常间断应用，如菊花、绿豆、芦根、竹叶、薏苡仁、蒲公英等。

食用清热类食品，旨在纠正热邪为患，辛温燥热的调料与这类食品功能相反，会抵消清热的作用。炎夏酷暑，在烹饪上要有讲究，应少用红烧煎炸方法处理食品，花椒、大料、辣椒、桂皮、干姜、丁香、茴香等都是大热调料，尽量少用。以清淡平和之物配合清热食品最宜。烟火熏烤食品也容易使人生热，故加工食品尽量水煮或开水焯过，凉拌清炖，少用调料，避免浓重厚味，以清淡平和气味加工清热食品最好。

夏季人体消化功能本来就处于四季的“低水平”，腹泻、呕吐容易发生。多吃寒凉食品稍有不慎容易招致脾胃失调，甚至虚寒证的发生，特别是老人、儿童以及慢性病患者，所以食用这类食品，不是越凉越好，也不是越多越好，要以适度为宜。例如，伏天酷热，吃冰解渴，容易伤胃。冰箱冷藏的食物，老人及病人要少用，凉白开水解渴足矣。最好不空腹用清热食品，饥渴燥热之时，也不应突然大量食用寒凉之品，以少量慢用为宜。

夏天是阳气最旺盛的季节，且在五行当中属火，对应的五脏是心，因此心火较旺盛，也较耗气伤阴，从而导致脸部红热、心浮气躁、口干舌燥、食欲缺乏等症状；夏季也是最容易感到疲倦、乏力的季节，可多吃带苦味的食物如莲藕、芹菜等，或微甘食物如甘蔗、小番茄等，以帮助解热祛暑、消胀解乏。以上 4 种养心食物，可清热泻火，但常吃易伤体内阳气，建议一周吃 2~3 次。另外，体质寒凉、脾胃虚弱如手脚冰冷、常拉肚子者，不适合食用。

妙方理气血，远离肠胃病

症状：肠胃病

妙方：①取仙鹤草30～50克，水煎，分早、中、晚饭前半小时服用。每日一剂，连服30日为一个疗程，停服5～7天后，再服第二个疗程。②每天按揉双侧内关、足三里两穴，各顺时针按揉50次，逆时针按揉50次。

药理：仙鹤草又名脱力草，为血分药，能收敛止血，又有活血下气、散中满的功效。据《本草纲目拾遗》记载，仙鹤草有“散中满，下气”之妙用。内关穴是八脉交会之一，有安神宁心、镇静镇痛、理气和胃的功能；足三里是胃经的合穴，是人体最重要的强壮要穴，有疏通经络、调和气血、健胃止痛的功能。

夏季是胃肠疾病的高发季节。生活压力大，饮食不健康，作息不规律，各方面导致抵抗力低下，加剧“脾虚”症状，脾胃失调易得胃肠疾病。脾胃乃“后天之本”，为“气血生化之源”，是人体正气的重要部分，是养生的基础和前提。脾胃健康，才能更好地濡养身体。中医讲，脾属土，喜燥恶湿，长夏季节，气候多雨而潮湿，湿浊寒凉之气容易侵袭机体，易损伤脾之阳气，寒湿困脾，容易产生脘腹胀痛、食少倦怠、肢倦乏力、泄泻、水肿、痰饮等症状。加上饮食寒凉无度，缺乏必要的胃肠疾病养生知识，以致夏季胃肠疾病高发。

现代都市人胃肠疾病高发的主要原因是生活压力大，精神紧张，饮食以及作息不规律，特别是白领、教师、司机、股民等人群，经常食无定时、烟酒过多、失眠熬夜，更容易加剧“脾虚”，导致脾胃失调，进而引发胃肠疾病。

中医认为“饮食自倍，肠胃乃伤”“忧思伤脾”，而“脾胃易损，百病丛生”。专家提醒市民，夏季要节饮食，慎起居，劳逸有度，才能保护脾胃运化功能正常，扶助正气，防止疾病发生。既病之后，应该调养脾胃，防止疾病的转变与加重。

建议走出空调房，参加户外运动，晒晒太阳，这样有助于维生素 D 的合成，帮助钙质的吸收；同时要少食生冷食品，少喝酒，吃饭要有规律，早餐按时吃，不可过饥过饱，以免加重脾胃负担；顺应四时，夏季白天时间长夜晚时间短，宜晚睡早起，养成良好的作息习惯。

另外，夏季应该进补有道，补充人体阳气，增强身体正气，才能抵御外来疾病的侵扰。夏季胃肠疾病高发，做好预防是关键。最后再次提醒，夏天一定要注意饮食卫生，少吹空调，保护腹部不要着凉；不吃生、冷、辛辣食品，吃饭要定时定量，少吃多餐；注意适当的户外运动锻炼。

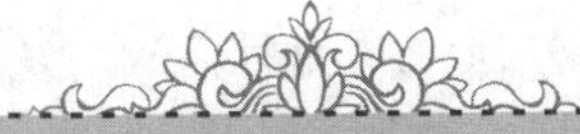

热感冒，找准病型再开方

症状：热感冒

妙方：①暑热型。以新加香薷饮为基本方，取香薷、厚朴各 6 克，白扁豆 15 克，金银花、青蒿各 12 克，连翘、鲜芦根、藿香、半夏、陈皮、白蔻仁各 10 克。每日 1 剂，水煎服。②暑湿型。以竹叶石膏汤为基本方。取竹叶、甘草各 6 克，生石膏 30 克，半夏、荷梗、粳米各 10 克，板蓝根、麦冬各 20 克，党参、玄参各 15 克。每日 1 剂，水煎服。③一般热伤风。藿香 15 克，连翘 10 克，防风 15 克，马勃 10 克，薄荷（后下）15 克，陈皮 15 克，桔梗 10 克，厚朴 10 克，麦冬 10 克，淡竹叶 15 克，佩兰 10 克，苍耳子 15 克，茯苓 10 克，黄芩 10 克，甘草 3 克。如果咳嗽可加少许浙贝、款冬花或者紫苏子。每日一剂，水煎服。

药理：以上三方分别以暑热型、暑湿型和一般热伤风的治疗为目的，可清热祛暑，对夏季暑热、暑湿和热伤风引起的感冒有非常好的效用。

暑热侵袭，人容易感冒、发烧。与春秋季节流感不同的是，夏季感冒主要症状是发热，患者虽然出汗多但仍然热度难减，因此夏季感冒也称“热感冒”或“热伤风”。专家提醒，夏季热感冒的原因主要是忽然受凉，人们在夏季过分贪图凉快将空调开得太猛，或大汗淋漓时忽然洗冷水澡等，都易招来热伤风。

夏天的热感冒，因一个“暑”字而起。在酷热的环境下，人体汗毛孔开放，汗液外泄，正是机体抵抗能力下降的时期，如果不慎受凉，机体的调节机制会使汗毛孔突然闭塞，热和汗不得外泄，热郁于人体，就出现了热感冒。热感冒的病程有 3~7 天，刚开始常会鼻咽部不适，如表现为鼻塞、流清鼻涕等，同时伴随头沉、乏力，随病程进展，鼻涕变稠，继而发热、咳嗽、咽痛、肢节酸重不适等。

热感冒的最主要症状就是发热，但不会明显的怕冷，这和春秋季流感的恶寒有明显区别。春秋季流感也会发热，但如果采取方法大量出汗之后，热度会大为降低，然而热感冒却常在出汗后热度依然难减，再加上外界高温逼人，所以会特别难受。

不过，夏季感冒如果没有引起并发症，或不是长时间连续高热，患者无须急着服药，可以用非药物手段降温，如卧床将湿毛巾搭在额头上、擦酒精、多喝水、补充维生素 C 或者复合 B 族维生素等。健康成人遇上热感冒，采用物理降温加上足够的休息，一般 1 周左右就能痊愈。患病后如果发烧，大量喝水有助退烧，这是因为发烧过程中会消耗大量的体液，一定要及时补水。

热感冒的出现是内外因“夹攻”的结果。内因包括人体因天气太热而消耗过大、天气热睡不好觉、活动太少等；外因包括冲凉水、空调温度过低、睡觉不盖被子、长时间吹风扇等。

夏季防热感冒要从两方面入手：一方面睡眠充足、饮食得当、多喝水，保证足够的抵抗力；另一方面注意避免忽然受凉。专家提醒，现代生活最易引起热感冒的是猛吹空调，特别是在酷热的室外忽然进入低温的空调房时容易受凉。为此，我们应该尽量减少待在空调房的时间，一般室内温度与室外温度相差 4℃最为适宜。从室外进入家中，最好在没有空调的房间适应一段时间后再进入空调房。另外，炎夏里用冷水洗澡、洗头，在风口下睡觉……这些贪凉的行为很容易使人感冒，应该避免。

夏日平时饮食要清淡，同时保持良好心态，增强自身抵抗力。体质较差的人，可服用大青叶、板蓝根等中药预防感冒。日常适当食用大蒜、姜、葱、食醋，也有防治感冒的功效；同时，寒凉蔬菜配点大蒜，可以中和寒气。黄瓜、空心菜、苦瓜、茄子、菠菜都是夏天常吃的蔬菜，这些菜都有同一调料，即大蒜，如蒜泥茄子、蒜蓉空心菜、蒜蓉苦瓜等。这些清一色的寒凉之品，佐以温性的大蒜，既可以杀菌，又可以避免寒凉食物损伤脾胃，可谓一举两得。而且大蒜具有很强的抗菌作用，在民间有“天然抗生素”之称。

预防夏季腹泻的三个妙方

症状：腹泻

妙方：①糯米30克，山药15克，胡椒末、白糖各适量。将糯米略炒，与山药共煮粥，熟后加胡椒少许。食用时，加白糖适量调服。每日2次。此方健脾暖胃，温中止泻。适用小儿脾胃虚寒泄泻。②白扁豆15克，人参5～10克，粳米50克。先煮扁豆，将熟，入米煮粥；同时单煎人参取汁，粥熟时，将参汁兑入调匀即可。空腹服用，每日2次。有益精补肺、健脾止泄的功效。适用于久泄不止、脾胃虚弱或小儿吐泻交作。③茯苓粉30克，粳米60克，大枣10克，白糖适量。将大枣去核，浸泡后连水同粳米煮粥，粥成时加入茯苓粉拌匀，稍煮即可。服用时加白糖适量，每日2～3次。此方有利水渗湿、健脾补中的功效。适用于小儿脾虚久泻。腹胀及小便多的患者不宜用。

药理：夏日腹泻多是由细菌、病毒、寄生虫等多种病原体引起的，是一种以腹泻为主要症状的急性肠道传染病。这些腹泻病原体广泛存在于各种家畜的肠道、内脏和肌肉以及各种海产品中。如果日常膳食（肉类、蛋品、乳类、水海产品）受到这些病菌的污染，而人们在食用时又未能煮熟、蒸透，就容易导致肠道疾病的发生。

夏日腹泻多是由细菌、病毒、寄生虫等多种病原体引起的，是一种以腹泻为主要症状的急性肠道传染病。引起感染性腹泻的病原菌十分繁杂，目前已知的病原体有数十种之多，主要包括细菌、病毒和寄生虫三大类，如引起细菌性痢疾的志贺氏菌、引起胃肠型食物中毒的沙门氏菌，还有副溶血性弧菌、金黄色葡萄球菌、大肠杆菌等。这些腹泻病原菌广泛存在于各种家畜的肠道、内脏和肌肉以及各种海产品中。如果日常膳食中的肉类、蛋品、乳类、水海产品受到这些病菌的污染，而人们在食用时又未能煮熟、蒸透，就容易导致肠道疾病的发生。

夏日腹泻原因众多，细算起来主要有 5 点。① 夏秋季节天气炎热，雨水较多，为肠道致病菌的生长繁殖提供了适宜的自然条件。② 虽然人体本身对外界病原体具有一定的防御能力，口腔有一定数量的溶菌酶、胃液含有大量的胃酸等均可杀灭随食物进入消化道的致病菌，但肠道致病菌能采用“以多制胜”或“乘虚而入”的战术侵害人们的健康。③ 夏季出汗较多，大量饮水稀释了胃液也降低了局部抵抗力，为致病菌的侵入创造了条件；而且夏季炎热，人们休息不好，抵抗力下降，也易患腹泻病。④ 夏秋季节多有各种瓜果、凉拌荤素菜或冰镇饮品，其制作过程稍有不慎，极易造成污染而导致人们食用后感染机会增多。⑤ 夏秋季节苍蝇和蟑螂滋生，可携带致病菌，传播疾病。

预防肠道传染病的重点是防止“病从口入”。只要日常生活中注意下列问题，就会减少腹泻病的发病机会。注意饮用水卫生，水要煮沸后用，这样可杀灭致病性微生物。食物要生熟分开，避免交叉污染。吃剩的食物应及时储存在冰箱内，且储存时间不宜过长。尽量少食用易带致病菌的食物，如螺丝、贝壳、螃蟹等水海产品；若食用要煮熟、蒸透。生吃、半生吃、酒泡、醋泡或盐腌后直接食用的方法都不可取，凉拌菜不妨加点醋和蒜。饭前、便后要将手洗净。保持生活环境清洁，灭蝇、灭蟑、勤洗。尽量减少与腹泻病人的接触，特别是不要共用餐饮用具。

一旦家中出现有腹泻、呕吐的病人，首先要及时到各医院的肠道门诊就诊，以便得到及时正确的治疗和处理。如果不能及时到医院就诊，就要在家中及时口服补液盐。发生腹泻后人体损失最多的主要是身体里的液体和电解质。人体一旦脱水，很可能引发肾功能衰竭，这就是腹泻死亡的主要原因。所以如果腹泻后想喝水，就要喝点补液盐。小孩发生腹泻后也同样需要多补充水分。补液盐在医院和药店里都可买到。

有人觉得既然已经拉肚子，就应再减轻些肠道负担，所以腹泻后采用饥饿疗法。但科学的治疗方法并不提倡这种做法。腹泻导致身体营养损失，所以要进行营养补充，可以吃一些稀、软、易消化、有营养的食物，如鸡蛋羹、麦片粥、米粥、面条等。

发生腹泻最好不要滥用抗生素治疗，抗生素尽管可以杀灭病原微生物，但会影响人体的正常菌群，急性腹泻有可能因此转为慢性腹泻，治疗起来得不偿失。还有些腹泻是由病毒或寄生虫引起的，抗生素对这些腹泻也毫无效力。而且腹泻是一种自限性疾病，也就是说一周左右就能自愈，所以为了避免出现耐药性，发生腹泻没有必要使用抗生素。如果病情严重，也应在医生的指导下谨慎使用。

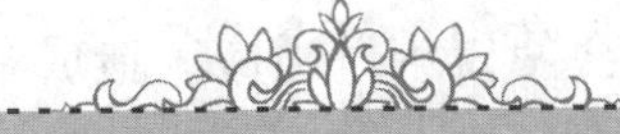

夏日中暑，妙方来搞定

症状：中暑

妙方：①鲜冬瓜一个。将冬瓜洗净，切成碎块，打成汁。尽量饮服。冬瓜汁可消暑、清热、除烦。对中暑后烦躁不安、口渴、尿黄有疗效，有清热利尿之作用。②绿豆60克，鲜丝瓜花8朵。用清水一大碗，先煮绿豆至熟，然后捞出豆，再加入丝瓜花煮沸。温服汤汁。此方清热、解暑，对治疗夏季气温酷热引起的中暑有奇效。③浸发海带100克，冬瓜500克，去皮蚕豆瓣100克，香油及盐各适量。将海带和蚕豆瓣一起下锅，用香油煸炒一下，然后添加500毫升清水，加盖烧煮，待蚕豆煮熟时，再把冬瓜和盐一并放入，继续煮至冬瓜九成熟，即可停火出锅。此方消暑利尿，对中暑后头昏、头痛、烦渴等症状有很好的疗效。

药理：绿豆可治疗暑热烦渴、感冒发热、药物及食物中毒。冬瓜同样可以清热解毒、利水消痰、除烦止渴、祛湿解暑。以上三个妙方可清热解暑、消暑利尿，对于中暑后的头昏、头痛、烦渴等症状均有很好的疗效。

中暑是在暑热天气、湿度大以及无风的环境条件下，主要表现以体温调节中枢功能障碍、汗腺功能衰竭和水电解质丧失过多为特征的疾患。根据发病机制和临床表现不同，通常将中暑分为热痉挛、热衰竭和热（日）射病。上述三种情况可顺序发展，也可交叉重叠。其中热射病是一种致命性疾病，病死率较高。

由于在高温高湿环境下，人体内产热和吸收热量超过散热，加上人的体温调节功能紊乱，从而引起中枢神经系统和循环系统障碍为主要表现的急性疾病即中暑。养生专家告诉我们，防暑要知道防什么，要从吃、喝生活习惯做起。

夏天人们特别容易口渴，需要随时喝水。那么如何喝水才是科学的呢？饮水莫待口渴时。口渴时表明人体水分已失去平衡，细胞开始脱水，此时喝水为时已晚；大渴忌过饮，这样喝水会使胃难以适应，造成不良后果。养生专家主张："不欲极渴而饮，饮不过多"，这是防止渴不择饮的科学方法；用餐前和用餐时不宜喝水，因为进餐前和进餐时喝水，会冲淡消化液，不利于食物的消化吸收，长期如此对身体不利；早晨起床时先喝一些水可以补充一夜所消耗的水分，降低血液浓度，促进血液循环，维持体液的正常水平。矿泉水、果蔬汁、碳酸饮料、运动饮料、功能饮料、牛奶及含乳饮料尽量避免饮用。

盛夏人们的吃喝问题是很重要的，这是因为当人在炎热的环境中劳动时，体温调节、水盐代谢以及循环、消化、神经、内分泌和泌尿系统发生显著变化，会导致营养消耗增加，从出汗中流失了不少水和营养素。而夏天人们食欲减退，也会限制营养的吸收。专家建议，要注意补充营养素。要补充足够的蛋白质，以鱼、肉、蛋、奶和豆类为好。补充维生素要多吃新鲜蔬菜和水果，如西红柿、西瓜、杨梅、甜瓜、桃、李等维生素C含量比较丰富的果蔬。在谷类、豆类、动物肝脏、瘦肉、蛋类中维生素B含量较多。补充水和无机盐可食用含钾高的食物，如水果、蔬菜、豆类或豆制品、海带、蛋类等。清热利湿的食物有西瓜、苦瓜、桃、乌梅、草莓、西红柿、黄瓜、绿豆等。

另外，酷热出汗多，多食用醋，能帮助消化和吸收，促进食欲；同时食醋有助于解除疲劳，保持充沛的精力。苦味菜。夏季气温高、湿度大，吃点苦味蔬菜大有裨益，如苦瓜、苦菜、莴笋、芹菜等都是避暑佳品。番茄汤：夏令多喝番茄汤既可获得养料，又可补足水分，可谓一举两得。鸭肉：鸭肉不仅富含人在夏天急需的蛋白质等养料，而且能防疾疗病。热茶：夏天离不开饮料，首选饮料既非各种冷饮制品，也非啤酒或咖啡，而是极普通的热茶，饮茶既解渴又解乏。

“暑”为夏季的主气，为火热所化，独发于夏季。这时暑热之邪，可以耗散阳气津液，造成汗出过多、体液减少而致伤津、唇干口燥、尿黄心烦等现象，这时就要及时救治，这是夏季最常见的中暑现象。这时记住要保护好心神，具体有两点：一是要有事可做，可使精神不空虚；二是要有较好的精神修养，可免除外界不良情绪的干扰。只要做好这两点，精神自然会饱满，这就是夏日精神调养的基本法则。

“湿”也是长夏之主气，尤其在南方，天气炎热又多雨。因为湿邪重浊向下，特别容易伤害脾胃功能，而导致夏天人们消化不良；湿气也特别容易侵犯肌肤筋骨，所以在夏天多发生皮肤病变和关节炎等。三伏天时，由于高温、低压、高湿度的作用，人体汗液不易排出，出汗后不易被蒸发掉，因而会使人烦躁、疲倦、食欲缺乏，易发胃肠炎、痢疾等。长夏的湿邪最易侵犯脾胃的功能，导致消化吸收功能低下。中医认为，在长夏季节的饮食宜清淡，少油腻，且要以温食为主。在我国南方，不少人有食辣椒的习惯，吃辣椒可以促进排汗、帮助消化、增加食欲，确有一定好处。食暖的办法很简单，就是喝粥。养生家认为，在早、晚餐时喝点粥既能生津止渴、清凉解暑，又能补养身体。

防暑、防湿是夏天每个人都要做的事，而取凉更是人们在炎热的夏天获取舒适生活的方法之一，但如果过度贪凉则容易感冒，会出现不同程度的胃肠病，重者会患皮肤病和心血管疾病。而老年人和小孩出现各种症状更加明显。防凉应注意以下几个方面：室内外的温差不宜过大，以不超过5℃为好；室内温度不低于25℃；开空调的房间不要长期关闭，要经常通风；入睡后，最好关上空调；当在室内感觉凉意时，一定要站起来活动四肢和躯体，以加速血液循环；冠心病、高血压、动脉硬化等慢性疾病患者，尤其是老年人和关节痛患者，不要长期待在冷气环境里。

预防中暑。① 少吃多餐。一顿饭吃的东西越多，为了消化这些食物，身体产生代谢热量也就越多；特别注意少吃高蛋白的食物，它们产生的代谢热量尤其多。② 吃辛辣食物。医生认为，尽管大热天里吃这些东西难以想象，但辛辣食物可以刺激口腔内的热量接收，提高血液循环，导致大量出汗，有助于降低体温。③ 温水冲澡。最好是用稍低于体温的温水冲澡或沐浴，特别是在睡前进行。④ 多喝水。医生建议少饮酒多喝水，因为酒精可能导致身体缺水，矿泉水或低糖汽水是更好的选择。⑤ 避免剧烈运动。剧烈运动将激活身体能量，增加内部温度。⑥ 使用冰袋。可重复使用的冰袋是很好的降低皮肤温度的工具，里面预充的液体有降温效果。⑦ 选好枕具。使用羽毛或绒毛枕头，枕套最好是棉质的，合成纤维的枕套会积累热量。⑧ 日间小睡。研究表明，人体对“白日梦”的反应之一就是降低身体温度。⑨ 喝菊花茶。菊花茶能够降温醒脑。⑩ 凉水冲手腕。每隔几小时用自来水冲手腕5秒，因为手腕是动脉流过的地方，这样可降低血液温度。⑪ 起睡定时，夏天日照时间长，天亮得早而黑得晚。因此，人们的起居和作息时间，应随之作相应的调整，以迟睡早起为佳。

治疗夏季红眼病，轻重分清再选方

症状：红眼病

妙方：① 银花、连翘、野菊花、夏枯草各15克，竹叶、薄荷、杜梗、大力各9克，芦根18克，甘草3克。水煎分3次服。此方为病轻者用。② 柴胡、板蓝根、野菊花各15克，黄连、黄芩、陈皮、大力、薄荷、僵蚕、升麻、大黄各9克，元参12克，甘草3克。水煎分3次服，数剂可愈。此方为病重者用。

药理：夏季红眼病，主要是因为风热上火引起，银花、连翘、板蓝根、黄连、薄荷等药物均有清热、降火、消炎的效用，分别从病轻者和病重者的角度出发，与其他药物合理配伍对夏季红眼病有很好的功效。具有疗效好、见效快的特点。

夏季红眼病可分为病轻者和病重者。病轻者为风热上攻。症状为眼红、痒痛交作、畏光流泪、怕热、目中干涩有异物感、眼分泌物黄白而结。治当疏风散热，佐以解毒。病重者症状为一眼或双眼满目发红，甚至出现小出血点，胞肿明显，眼痛头痛，眼分泌物多而黏结，或流淡血水，眼中灼热，怕光。治宜泄火解毒。

红眼病又叫“暴发火眼”，医学上称为急性结膜炎或传染性结膜炎，是一种急性传染性眼炎。往往在夏季发病率极高。初起时，患者眼部有痒感、异物感或灼热感，特别怕光，结膜充血，有脓性或黏液性分泌物。

红眼病具有发病骤、传染性强、传播迅速快的特点，主要通过手、毛巾、水等接触传染，在公共场所、家庭、同事之间传播。

预防红眼病一定要注意生活环境。尽可能避免与病人及其使用过的物品接触，如洗脸毛巾、脸盆等。尽量不到公共场所去（如游泳池、影剧院、商店等）。对个人用品（如毛巾、手帕等）或幼儿园、学校、理发馆、浴室等公用物品要注意消毒隔离（煮沸消毒）。个人不要用脏手揉眼睛，要勤剪指甲，饭前便后要洗手。有条件时应用抗生素或抗病毒眼药水点眼。患病后应开放患眼，不能遮盖患眼，因为遮盖患眼后，眼分泌物不能排出，同时增加眼局部的温度和湿度，且利于细菌或病毒繁殖，会加重病情。饮食以清淡为宜，酒类以不饮为宜。

三个妙方，搞定眼干燥症

症状： 眼干燥症

妙方： ①菊花30克，决明子30克，麦门冬30克，枸杞子30克，逐日各用1克，用开水泡20分钟，逐日饮用6～9次。②山楂30克，何首乌30克，金银花30克，菊花30克，逐日各用1克，用开水泡20分钟，逐日饮用6～9次。③熟地30克，枸杞子12克，麦门冬10克，沙参10克，黄芩10克，半夏10克，银柴胡10克，荆芥10克，防风10克，香附10克，当归5克，白芍5克，夏枯草15克，甘草3克。水煎服，逐日或隔日1剂，早晚分服，每次服150～200毫升。

药理： 以上三方对眼睛疲劳引起的水液层缺乏，泪水分泌不足或蒸发太快等症状有特别好的效果，尤其是当工作压力大、情绪紧张时，泪腺分泌会受到抑制，对使用安眠药或避孕药严重影响泪水分泌量而发生的眼干燥症病变有很好的疗效，因其可以湿润眼球，使眼泪均匀地分布在眼球。

夏季是眼干燥症发病的高峰期。空调加上电脑是眼干燥症的强大诱因。患者容易眼睛干涩、发红、怕光，看东西伴有刺痛感，感到疲劳……如果眼干涩灼痛超过两天，应及时检查是否为眼干燥症。平时应多多眨眼，用热毛巾敷眼，常做眼保健操，吃护眼食物等。

一般来说，眼睛前面有一层很薄的泪液层，覆盖在角膜和结膜之前。泪液层又分为脂肪层、泪水层、黏液层，只要这三层泪液层中任何一层出了问题，就会引发眼干燥症的症状。眼干燥症轻则眼睛常感干涩、灼热或异物感，眨眼次数增加、闭眼才感舒适，重则造成角膜上皮受损而有怕光、刺痛，甚至反常地大量流泪，厉害的会引起角膜溃疡、视力受损。因此，一旦发现有眼干燥症的疑似症状，就应及时就医，以免延误病情，造成永久伤害。

现代人尤其是白领人士每天在电脑前一待就是几个小时。期间，注意力高度集中，眨眼次数大大降低。眨眼相当于眼睛休息，正常人每五六秒钟眨眼一次，若眨眼频率降到每十几秒甚至二十几秒一次，会引起血管神经调节紊乱，平时靠眼药水滋润的角膜因此变得干燥不堪，结膜充血。

另外，长期在空调环境下工作的人，由于眼球水分蒸发过快，加上室内空气不流通，也容易造成眼睛缺氧，泪腺分泌也就会减少，冲洗眼内异物的能力也随之减弱，从而易导致结膜炎的发生。

夏日沙眼，预防治疗有妙方

症状：沙眼

妙方：①苦瓜1个(大而熟的)，芒硝15克。将苦瓜去子留瓤，装入芒硝，悬于通风处，数日后瓜外透霜刮取备用。每用少许点眼，早、晚各点1次。②夏枯草30克，生地黄9克，杭白芍15克，全当归、川酒军各9克，决明子15克，红花6克。水煎，早、晚饭后各服1次。③全当归6克，正川芎4.5克，生地黄6克，泗水防风、川羌活各9克，实条芩、沙蒺藜、杭白芍、红花各6克。水煎服。

药理：沙眼多为急性发病，病人有异物感、畏光、流泪，眼睛有很多黏液或黏液分泌物。数周后急性症状消退，进入慢性期，此时可无任何不适或仅觉眼易疲劳。如于此时治愈或自愈，可不留瘢痕。但在慢性病程中，于流行地区常有重复感染，病情加重。角膜上有活动性血管翳时，刺激症状变为显著，视力减退。晚期常有后遗症，如睑内翻、倒睫、角膜溃疡及眼球干燥等。以上三方正是基于以上症状，有效地治疗沙眼症以及其引发的后遗症。

沙眼是一种慢性传染性结膜角膜炎，因其在睑结膜表面形成粗糙不平的外观，形似沙粒，故名沙眼。沙眼的英文词 trachoma 来源于希腊文 trachys，也表示粗糙不平的意思。本病病变过程早期结膜有浸润如乳头、滤泡增生，同时发生角膜血管翳；晚期由于受累的睑结膜发生瘢痕，以致眼睑内翻畸形，加重角膜的损害，可严重影响视力甚至造成失明。

沙眼衣原体常附在病人眼的分泌物中，任何与此分泌物接触时，均可造成沙眼传播感染。因此，应加强宣传教育，把防治眼病的知识传给群众，贯彻以预防为主的方针，培养良好的卫生习惯。不用手揉眼，毛巾、手帕要勤洗、晒干；托儿所、学校、工厂等集体单位应分盆分巾或流水洗脸，对沙眼病人应积极治疗，加强理发室、浴室、旅馆等服务行业的卫生管理，严格毛巾、脸盆等消毒制度，并注意水源清洁。

结膜炎，夏枯草桑菊饮效果好

症状：结膜炎

妙方：将夏枯草 10 克、冬桑叶 15 克、野菊花 24 克分别洗净，加入 500 毫升清水，大火烧沸后，改小火煮 25 分钟，关火，去渣取液，加入适量冰糖搅匀，即可当茶饮用，一天内喝完即可。夏枯草不仅有食疗作用，其中的胡萝卜素含量仅次于干螺旋藻（每 100 克干螺旋藻的胡萝卜素含量为 38.81 毫克）。两天喝一次，5～7 次即可。

药理：夏枯草有清肝明目、抗过敏的功效，对早期炎症有抑制作用。冬桑叶可清肝明目，能缓解风热引起的目赤涩痛等症状。野菊花可清热解毒、疏风凉肝。三者一起煮茶饮用，对预防流行性结膜炎有很好的预防和辅助治疗的作用。注意！野菊花性味苦寒，而苦寒是伤脾胃的，因此不宜久服，如患上流行性结膜炎，一旦症状好转就须马上停饮。有过敏体质的人若想喝野菊花茶，应先泡一两朵试试，如没有过敏症状方可再饮，但也不宜饮用太多。此外，脾胃虚寒者不宜饮此药茶，患有风寒感冒、咳嗽且痰稀白者应忌冬桑叶。

结膜炎是眼科的常见病，由于大部分结膜与外界直接接触，因此容易受到周围环境中感染性和非感染性因素的刺激。夏季是流行性结膜炎的高发期，要想躲开结膜炎的侵袭，可在家中自制药茶饮用，既可清肝明目，又可预防病毒感染。

夏季由于炎热，各病毒微生物都加快了生成和传播的速度，导致急性感染性结膜炎的发病率增加。专家提醒，这种结膜炎是传染性的，而且在病情的潜伏期就能够传染。一旦感染病毒，眼睛就会特别疼痛，到医院检查时会发现结膜高度充血，还可能有弥漫的乳头和滤泡增生，或有结膜下的小出血点。如果病情严重，还可能出现耳淋巴结肿和眼睑肿。不过，这类结膜炎患者只要及时治疗，就能够完全治愈。

其实，很多人都患有结膜炎，只是病情的轻重程度有所不同罢了，有的人在平时的生活中并没有感觉到自己的眼睛有什么异常，而有的人则已出现了一些明显的结膜炎症状，如眼睛疼痛、红痒、流泪、畏光、充血、水肿等。结膜炎分很多种，在春夏两季主要是过敏性结膜炎和急性感染性结膜炎。引起这两种结膜炎的病因很多，但最主要的还是由于病原微生物的感染和受到某种化学刺激。化学刺激包括染发、空气污染等。受到化学刺激又可以引起两种类型的结膜炎：机械性损伤结膜炎和过敏性结膜炎。

成人中患过敏性结膜炎的多是有过敏体质的人，这类患者主要是对春夏季节的花粉、草等过敏，也有的人是对尘螨、小动物等过敏，对尘螨和小动物过敏的患者一年四季都可能犯结膜炎，但病情会有季节性的轻重。过敏性结膜炎的症状和轻重程度不尽相同，但一般都有眼睛痒、红、结膜苍白的症状。其诊断依据主要是根据病人眼痒的病史，同时进行结膜刮片检查，如果在检查中查到有嗜酸细胞，那么就能够确诊是过敏性结膜炎。

十一二岁的男孩也很容易对花粉等过敏而患上春季卡他性结膜炎，并且症状一般都比较严重，会感觉眼睛奇痒、充血、水肿、分泌物多等，翻开上眼皮会发现有粗大的乳头状物，角膜缘有环形堤坝样的隆起。如果患者此时角膜受损，则会影响视力。无论是成人还是孩子患过敏性结膜炎，其治疗都是相同的，主要是用滴眼药，如“乐免敏”“眼立爽”“色苷酸钠”等，病情严重的可以加点激素配合治疗。

在日常生活中，要注意预防结膜炎的发生。平时应该用一些“色苷酸钠”，尽可能地减少患过敏性结膜炎的机会；少到游泳场等公共场所，尤其是免疫力低的小孩，以免感染病菌；家庭中各人毛巾应该分开并用流水洗脸；最好不要戴隐形眼镜，因隐形眼镜除了可能对眼睛产生机械摩擦外，眼镜的水凝胶材料本身也有过敏机制。如已经感染过敏源，应该立即停戴隐形眼镜，同时用药治疗。

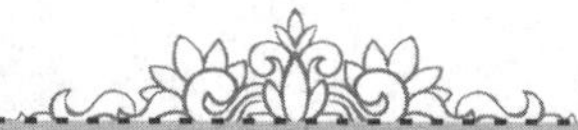

肌肤晒伤，果蔬妙方见奇效

症状：晒伤

妙方：①黄瓜榨汁：皮肤晒伤后，可用黄瓜汁敷在疼痛的皮肤上约10分钟，清凉透入皮肤，疼痛自然消减。敷后要用水冲洗干净。②西瓜皮蜜糖。暴晒后，可用西瓜皮捣汁，掺入蜜糖做面膜或者敷在伤痛处，可以消减晒伤皮肤的肿痛和脱皮现象。蜜糖含有的维生素、葡萄糖和果糖等能滋润美白皮肤，还有杀菌消毒的功效，能使伤痛尽早愈合，皮肤恢复光滑。③番茄、奇异果汁。番茄加奇异果榨汁敷在伤痛处可以有效治疗夏日皮肤晒伤，也可以喝汁。这两种果蔬含有丰富的维生素C，具有抗氧化成分，能美白皮肤。

药理：黄瓜榨汁涂抹皮肤晒伤处对，具有非常好的缓解疼痛的功效，而西瓜皮和蜜糖含有的维生素、葡萄糖和果糖可杀毒消毒、滋润和美白皮肤。番茄奇异果则含有丰富的维生素C，可以抗氧化、美白皮肤。以上三方对不同程度的肌肤晒伤均有绝好的疗效。

夏季的日照强烈，一些人很容易被晒伤。夏天出门应该尽量涂防晒霜，最好穿深色衣服，因为紫外线比较容易穿透浅色衣服。晒伤后若处理不当，会对皮肤造成严重的伤害。紫外线对肌肤的伤害绝不仅仅是晒黑和留下晒斑那么简单，它还会使肌肤变得敏感、出现幼纹、过早衰老等。

夏天是一个释放精彩的季节，海边、山里、高原等都是夏天旅游的好地方，如果不注意防晒和晒后修复，就会造成难以挽回的皮肤灾难。夏天肌肤很脆弱，晒后修复是关键。

日晒不仅导致肌肤红肿、发痒、脱皮、过敏、黑斑和变黑，同时也导致脱水、干燥、粗糙和皱纹等使皮肤老化。所以仅有防晒是不够的！如果在皮肤遭到侵害之时或之后，立即安抚神经，给肌肤以清凉镇静，阻断黑色素合成或不让其到表皮来，进一步采取其他抵抗光的自我“老化”措施，防患于未然，这就是晒后修复原理。当肌肤出现红肿、干躁及轻微脱皮等初期晒伤症状时，虽然不必到医院就诊，但自行护理仍有许多保护步骤必须注意。

肌肤晒伤后清洁肌肤时不适合再使用一般的清洁用品，最好使用弱酸性符合肌肤 pH 值的清洁品，以免刺激肌肤，但若不知如何选择清洁品，最简单的方法就是使用婴儿香皂或不含皂碱的婴儿沐浴乳等。在晒伤症状未减时，日常保养不可去角质，不论皮肤是否有脱皮症状，都要让晒伤后的废皮自行脱落，千万不可以外力强行清除。

晒伤之后最好避免用化妆品，如果误用，很有可能会迅速发展成接触性皮肤炎。有的人晒伤后因为觉得脸部灼热，在不知情的情况下，拼命拍打化妆水，想要让肌肤镇定，殊不知有些化妆水中添加了酒精或果酸等成分，反而会刺激肌肤或再次灼伤肌肤。

正确的补水方法是使用矿泉水喷雾，轻柔地为肌肤补充水分。但须注意一定要待肌肤冷却后再行喷洒，因为当肌肤温度过高时，若是立刻使其降温反而会因温差太剧烈热胀冷缩而出现过敏症状，产生二次伤害。用完喷雾后要立即用面纸、化妆棉或干净的毛巾将水分吸干，不然因蒸发过度反而会带走肌肤中更多的水分。因水分已经由肌肤大量散发出去，日常饮水也要酌量增加，只要感到口干舌燥，就饮用大量清水（最好是白开水，暂停平日常喝的碳酸饮料或健康醋，但注意不要再吃刺激性的食物，如咖啡、茶及辣椒等。

在皮肤得到大量水分的补充之后，可以紧接着以无刺激性的产品来镇静肌肤，含芦荟及金缕梅等天然成分的凝胶是最适合用来镇静晒后肌肤的。若手边此时没有这类保养品，可以用冷水或脱脂牛奶等来湿敷晒伤的部位；家中若有维生素 E 胶囊，也可以将胶囊剪开，直接取其中的维生素 E 粉敷在伤口上，或是以布包裹冰块来冰敷，也会达到不错的镇静效果。晒伤的肌肤对透气性的需求更强，千万不可涂抹含油脂及凡士林类的滋养油或软膏类的产品，那样会使肌肤无法呼吸，导致肌肤局部坏死。

单纯的初级晒伤，治疗大约 3 天即可痊愈，若完全放任不理，则大约需一周的恢复期。初级晒伤是较容易护理的，最重要的是不要误用刺激性的产品或反复曝晒而引发接触性皮肤炎。

吃完烧烤吃个梨，致癌物质洗一洗

症状：烧烤致癌

妙方：生吃梨或者将梨榨成汁加热服用。

药理：研究表明，食用熏烤太过的肉食将受到寄生虫等威胁而致病，会严重影响青少年的视力，造成近视，甚至会将烧烤致癌物存储在体内。吃烧烤后吃个梨，积存在人体内的致癌物质就可以大量排出。特别是将梨榨成梨汁加热饮下，效果更好。

每逢夏天，人们喜欢聚在一起吃烧烤，喝啤酒，畅谈一番。这已然成为都市或小巷人们结束紧张工作后良好的放松方式。但关于烧烤不健康或致癌的言论，也让人心有余悸。美国一家研究中心的报告称，吃一个烤鸡腿就等同于吸 60 支烟的毒性。而常吃烧烤的女性，患乳腺癌的危险要比不爱吃烧烤食品的女性高 2 倍。

由于肉直接在高温下进行烧烤，被分解的脂肪滴在炭火上，再与肉里蛋白质结合，会产生一种叫苯并芘的致癌物质。如果经常食用被苯并芘污染的烧烤食品，致癌物质会在体内蓄积，有诱发胃癌、肠癌的危险。此外，食用过多的烧煮熏烤太过的肉食将受到寄生虫的威胁而致病，甚至会严重影响青少年的视力，造成近视。研究人员发现，吃烧烤后吃个梨或喝杯热梨汁，积存在人体内的致癌物质就可以大量排出。

调查结果显示，吸烟或者吃烤肉等在体内聚集的强致癌物质多环芳香烃，在吃梨后会显著降低，特别是喝了加热过的梨汁。专家建议，在人们热衷于吃煎烤食品、快餐类食品的今天，饭后吃个梨不失为一种值得推荐的健康生活方式。

梨是很多人喜爱的水果，它不但鲜嫩多汁，并且含有丰富的维生素、膳食纤维和钙、磷、铁、碘等微量元素。经常吃梨，不仅能预防便秘，还能促进人体内致癌物质的排出。

研究人员对吸烟者进行了试验，让他们在 4 天内连续每天吃 750 克梨，并测定吃梨前后尿液中多环芳香烃的代谢产物 1- 羟基芘含量。结果发现，吸烟 6 小时后吃梨，人体血液内 1- 羟基芘会经尿液大量排出；如果不吃梨，1- 羟基芘则排出很少。而加热的梨汁含有大量的抗癌物质多酚，给注射过致癌物质的小白鼠喝这样的梨汁，白鼠尿液中就能排出大量的1- 羟基芘毒素。尤其是在吃过煎烤食品、快餐类食品后吃一个梨，效果很好。

另外，梨虽然很甜，但其热量和脂肪含量很低，中老年人多吃梨，可以帮助人体净化器官，软化血管。吃梨还对厌食、消化不良、肠炎、慢性咽炎等疾病有一定的辅助疗效。不过，专家提醒，梨虽然是佳果，但不宜多食，风寒咳嗽、脘腹冷痛、脾虚便溏者以及产妇等要慎食。梨还有利尿作用，夜尿频者睡前要少吃梨。梨含果酸多，胃酸较多的人也不可多食。

夏天吃坏肚，鲜姜大蒜有帮助

症状：食物中毒

妙方：①大蒜切片，一汤匙茶叶，加水煎煮，水滚后再煮一两分钟，趁热服下。两三次即可痊愈。②选饱满杨梅十几颗，洗净沥干，泡于白酒中，装瓶，数日后即可食用，浸泡时间越久越好。服用时吃一两颗杨梅，一勺烧酒，对腹泻、恶心、中暑、头痛有疗效。③把鲜姜剁成碎末，用麝香膏布或伤筋止疼药膏贴在肚脐处，粘牢封住；也可用云南白药代替生姜使用，几小时后从脐内有水分排出，腹痛、腹泻即可痊愈。

药理：食物中毒通常指吃了含有有毒物质或变质的肉类、水产品、蔬菜、植物或化学品后，感觉肠胃不舒服，出现恶心、呕吐、腹痛、腹泻等症状，共同进餐的人常常出现相同的症状。以上三方对于治疗细菌性食物中毒、真菌性食物中毒、化学性食物中毒，常伴随发热、休克、脱水等症状有特定的功效和作用。

在夏天发生的食物中毒主要以细菌性食物中毒为主，占食物中毒总数的一半左右。细菌性食物中毒具有明显的季节性，多发生在气候炎热的季节。一方面由于气温高，适合于微生物生长繁殖；另一方面人体肠道的防御机能下降，易感性增强。

细菌性食物中毒发病率高，病死率低，我国每年发生的细菌性食物中毒事件占食物中毒事件总数的30%~90%，中毒人数占食物中毒总人数的60%~90%。

引起细菌性食物中毒的食物主要为：动物性食物，如肉、鱼、奶、蛋等及其制品；植物性食物，如剩饭、糯米冰糕、豆制品、面类发酵食品也等。

细菌性食物中毒往往是由于食品被致病性微生物污染后，在适宜的温度、水分、pH和营养条件下，食品在食用前不经加热和加热不彻底；或熟食品又受到病原菌的严重污染并在较高室温下存放；或生熟食品交叉污染，经过一定时间微生物大量繁殖，从而使食品含有大量活的致病菌或其产生的毒素，以致食用后引起中毒。

在炎热的夏、秋季节，细菌性食物中毒的发病率很高。预防细菌性食物中毒，必须严把以下几关。

一是把好原料关。千万不要选择不新鲜的食物，更不要食用病死的或死因不明的家禽、家畜。二是把好贮存关。贮存成品，一定要放在干燥、通风、温度较低的地方，搁置时间不能太长。冰箱并非保险箱，贮存食物也不能过久。三是把好烹调关。制作凉菜所选的原料必须新鲜、卫生，所用的刀及砧板必须彻底洗烫干净，并且现做现吃。彻底消灭可能污染食物的细菌，不要过分追求生鲜。四是把好剩饭剩菜关。剩饭剩菜要重新加热煮透后，存放在冰箱内或凉爽处，食前还要加热煮透。五要把好自制发酵酱类关。自制发酵酱类时，盐量要达到14%以上，并提高发酵温度，酱要经常日晒，充分搅拌，使氧气供应充足，抑制厌氧的肉毒梭菌生长，以防该菌引起的食物中毒。六是把好酵米面和银耳的质量关。不用霉变的玉米等制备酵米面；勿食用变质的银耳，发好的银耳要充分漂洗，摘除银耳的基底部，以防椰毒假单胞菌酵米面亚种食物中毒。

另外，夏天毛孔大开，最易出汗。这是上天赐予我们的自然疗法，不但可以清除体内寒气，还可以排除体内大量的淤毒。但由于夏日贪食冷饮，胃肠中有大量的寒气，本来用于发汗的心火，转而被用于温暖胃肠了。此时，体表便缺少气血来抵御外邪侵犯了。所谓的外邪也是我们一手制造的，那就是空调的冷气。冷气从皮肤而入，冷饮从肠胃而入，心火虽盛，难敌二寒，既不能很好地消化，也不能很好地发汗，结果就出现了所谓的“肠胃型感冒”，发热无汗，吐泻交加。

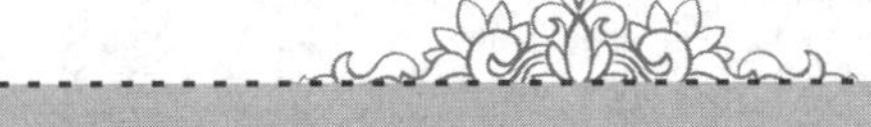

夏日多暗疮，五种汤来养颜

症状：面部暗疮

妙方：①金银花紫花地丁汤。金银花、紫花地丁各15克，片糖（长方形，红糖）适量。洗净置瓦煲，入四碗水，放入药材煲约一小时后，滤去药渣，然后加入片糖，再煲片刻即成。可除热、抗菌、解毒。②银耳红枣汤。银耳50克，红枣20粒，圆肉30克，冰糖适量。银耳泡发，洗净，剪去蒂，撕成适当大小的片；红枣去核洗净，圆肉洗清。加水适量，与以上材料共煲，至银耳软滑即可。冷热饮均可。可健脾补气、活血行瘀，使面色光润。③绿豆茯苓赤芍汤。绿豆100克，茯苓40克，紫花地丁15克，赤芍20克，瘦肉150克，盐适量。各材料洗净。瓦煲置火上，入水八碗，下材料。大火顶开，转小火。煲2小时出味，加盐调味，饮汤食肉。对祛除面部暗疮有特效。④ 茅根甘蔗汤。茅根 50 克，竹蔗（青甘蔗）250 克，胡萝卜 1 个，南杏仁 50 克，北杏仁 25 克，陈皮 1 小块。茅根、陈皮用水浸透，洗净备用。甘蔗最好买青皮的，斩成十厘米左右长的段，然后纵劈成 4~6 条。胡萝卜切厚些。南杏仁、北杏仁洗净。将所有材料放入煲内，然后注入适量清水，猛火煲滚，再改中小火煲 3 小时即可。⑤ 苹果酸奶汤。酸奶或乳酪 1 杯，新鲜苹果 1 个。苹果洗净去皮、心、蒂，切小块，与乳酪（酸奶）一起放入搅拌机中搅拌，待苹果成泥后，倒出饮用。也可以先将苹果块和少许水一起放入搅拌机中打出苹果汁，然后兑入酸奶，调匀喝，效果相同。经常饮用，可以使皮肤有光泽，面色红润。

药理：以上五种养颜汤，对于在气候炎热的夏季，人们因为出汗多而损耗大量体液，消耗体内的各种营养物质引起的暗疮有独特疗效，尤其可以补充无机盐类，有效调节内分泌，对治疗面部生暗疮，或者面呈憔悴之色有很好的疗效，经常饮用可滋润养颜。

面部暗疮俗称“青春痘”，又叫面疱、粉刺、酒刺等，是由于毛囊及皮脂腺阻塞、发炎而引发的一种慢性炎症性皮肤病。它是夏季最常见的病种之一。通常好发于面部、颈部、胸背部、肩膀和上臂。临床以白头粉刺、黑头粉刺、炎性丘疹、脓疱、结节、囊肿等为主要表现。这种疾病青春期多见，但也不完全受年龄的限制，从儿童到成人都可发病。

面部暗疮发生的因素多种多样，但最直接的因素就是毛孔堵塞。毛孔堵塞以后，毛囊里面的油脂排不出来，越积越多就形成一个个小痘痘，粉刺就是这样发生的。不太严重的青春痘通常都能看到一个白色或者黑色的顶，这就是白头粉刺与黑头粉刺。可以挤出一些白色的分泌物，这就是堆积在毛孔里面的油脂，并非脏东西，也非所谓的螨虫。只要毛孔不堵塞，痘痘就不会轻易冒出来。由于毛囊口被阻塞，毛囊管腔狭窄，形成缺氧状态，使毛囊内的厌氧菌大量增生，导致微生物失衡。人体启动炎症介质，粉刺变红，就成了我们经常说的痘痘。

皮肤长疮是五脏的镜子。痘痘的产生主要与五脏六腑关系密切。中国医学研究表明，痤疮虽生长在皮肤表面，但与脏腑功能失调息息相关。

中医认为引起痤疮的原因是：面鼻及胸背部属肺，本病常由肺经风热阻于肌肤所致；或因过食肥甘、油腻、辛辣食物，脾胃蕴热，湿热内生，熏蒸于面而成；或因青春之体，血气方刚，阳热上升，与风寒相搏，郁阻肌肤所致。夏季是面部暗疮的高发季节，因为天气炎热导致人体出汗多，堵塞毛孔毛囊所致。除了常饮以上五种汤剂之外，还要用心清洗，保持面部干净、毛孔通畅。

人在寒冷的冬季所需要的营养物质远没有炎热的夏季多。所以人们在夏季的营养补充就显得十分必要了。而“喝汤”恰恰是补充肌体亏耗的好方法。有资料表明，高温时，人体为了散热，1 天的出汗量可以多达 3 ~ 10 升。从理论上讲，人体在流出和蒸发汗液的同时，能从身体带走很多热量。然而，在人体所流出的汗液中，除约 99%为水分外，还会排出一定量的微量元素，如钠、钾、钙、镁以及无机盐等。这些物质对于人体都是极为珍贵的。

另外，汗液中还含有乳酸、尿素、氨、氨基酸等含氮物质，大量流汗还会造成人体内过多的水溶性维生素，如维生素 C、维生素 B_1、维生素 B_2 等流失。由此可见，在炎热天气与寒冷季节中人们所消耗的能量是有所不同的。

养生专家提醒，不同时节要喝不同的汤。晨起最适合喝肉汤，因肉汤中含有丰富的蛋白质和脂肪，在体内消化可维持 3 ~ 5 小时，避免人们一般在上午 10 ~ 12 点这个时段易产生饥饿和低血糖现象。不同季节喝不同的汤可以预防季节性疾病，如夏天宜喝绿豆汤，冬天宜喝羊肉汤等。体胖者适合在餐前喝一碗蔬菜汤，既可满足食欲，又有利于减肥。体型瘦弱者多喝含高糖、高蛋白的汤可增强体质。孕产妇、哺乳女性以及老人、小孩可在进食前喝半碗骨头汤，补充身体所需的钙。注意，骨折病人不宜喝骨头汤。月经前适合喝温性的汤，不要喝大补的汤，以免补得过火而导致经血过多。感冒的时候不适合煲汤进补，就连品性温和的西洋参也最好不要服用，因为油腻的汤容易加重感冒症状。

夏季内外热，温喝大麦粥

症状：内热外热

妙方：大麦粥。先放半锅水，加上一小把米，大火煮沸。待到米粒开花后，用凉开水把大麦粉稀释成糊状，倒入锅中，搅匀，再用小火煮一段时间。当粥变稠，颜色发红即可。大麦粥不能一煮好就吃，太烫容易灼伤食管，还会伤阴；同时也不能放冰箱后凉吃，这样会伤胃。大麦粥应该温吃，也就是说放到不烫嘴的时候吃最好。

药理：大麦性偏凉，能解除外热，也能消除胃脘不适、口干口苦等内热。

夏天气温升高，暑湿气盛，容易引起脾胃功能受损，胃脘胀满不适，食欲缺乏；同时，暑热伤阴，使人口干苦。中医认为，大麦入脾、胃二经。夏天坚持食用大麦粥，能起到养阴和胃、促进消化的作用。大麦具有健脾和胃、养阴消暑的作用，建议大家在夏季坚持喝大麦粥。那么，大麦粥是不是随便喝几次就能解决问题？当然不是。发挥大麦粥的两大作用不能一蹴而就，一定要形成夏季喝大麦粥的生活习惯，从立夏节气就开始，坚持每周喝 4~5 次，直到秋凉。

夏天，很多人都会感到暑热难耐。其实暑热有两种，一种是内热、一种是外热。空调、电扇只能帮助人们解除大汗淋漓的外热，而大麦性偏凉，既能解除外热，也能消除胃脘不适、口干口苦等内热。

建议大家在早晚时喝大麦粥。因为早上人的脾胃功能刚刚恢复，不适宜吃硬的食物；晚上人需要的能量比白天少，喝大麦粥有利于消化吸收，还能发挥大麦安神助眠的作用。

三个妙方，治疗尿结石

症状：尿结石

妙方：① 冰糖 120 克，香油炸核桃仁 120 克。共研细末，每次服 60 克，每日服 4 次，开水送下。可化结石。② 玉米须 50 克，车前子 20 克，生甘草 10 克，加水 500 毫升煎至 400 毫升，去渣每日分 3 次温服。③ 向日葵梗心 100 厘米，剪成 3 厘米长的小段。水煎服，天天 1 剂，连服 1 个月。治结石伴血淋。

药理：尿道结石临床并不多见。多数来源于膀胱及膀胱以上的泌尿系统，如肾结石、输尿管结石或膀胱结石。结石在排出时可停留在尿道或嵌顿于前列腺部尿道、舟状窝或尿道外口。少数继发于尿道狭窄、尿道闭锁、异物或尿道憩室。原发于尿道的结石相当罕见，一般为单发结石。合并感染的结石成分多为磷酸镁铵。女性尿道结石多数发生于尿道憩室内。以上三方以水煎服，饮下可化结石。

一入夏，得泌尿结石的人就多起来，其中超过一半的患者为 20～45 岁的男士，而且多为草酸钙结石。少喝饮料、多喝水、多排尿就是预防尿结石高发最直接的办法。人每天液体的摄入量应保持在 2500～3000 毫升，如果用普通的矿泉水瓶为标准，需要 5～6 瓶。这样每天的尿量也应该保持在 2000～2500 毫升。

很多尿路结石患者都不爱喝水，甚至如果不渴就一点儿也不喝。本来夏天就汗多尿少，这时若喝水再少，就会造成尿中形成结石晶体的盐类呈超饱和状态，晶体沉积就会导致尿路结石。

另一种更糟糕的情况是，一些人忙得顾不上喝白水，饮料、啤酒倒是一瓶接一瓶地喝，这样的习惯会加速结石的形成。因为果汁中富含的草酸是最常见的结石成分，而啤酒在喝完后会快速利尿，造成人体短时间内脱水。所以，爱喝饮料、啤酒，但又很少喝水的人，患结石的概率就会更高。

所以，即使你不口渴，当看到自己的小便颜色呈深黄色，那就说明身体已经缺水，要赶快补水了。另外，身体的代谢异常，尿路的梗阻、感染、异物及药物也都是结石形成的常见病因。

小儿夏季热，药粥有奇效

症状：小儿夏季热

妙方：①莲子羹。将莲子用温水洗净，浸泡发好，放入锅中，加水煮至熟透，再加冰糖调味即可。清心益脾，养心安神，适用于小儿夏季热、汗出过多，乃至心气受损、心悸不宁等。夏日当点心给小儿食用。②茭白粥。将茭白洗净，切细丝，加水煎取汁液；与淘净的粳米一同按常法煮粥即可。解热毒、除烦渴、通二便。适用于烦热、消渴、小儿夏季热等症。日服一剂，数次食用。肾病及尿路结石患者不宜服用。

药理：夏季热是一种小儿夏季常见病。在夏季温度高时发生，上午热度高(38～39℃)，下午就降下来（正常体温）。这种病除了规律性发热，没有别的症状。在孩子体温高时，要配合以上食疗方采用物理降温，并多喝水，一般天气凉爽或将孩子转移到较低温度的环境中，坚持食用，症状就会自然消失。

夏季热主要发生于3岁以下的婴幼儿，发病季节多集中在6~8月份。多以婴幼儿随着夏季气温升高持续发热不退、口渴、多饮、多尿、汗闭或少汗为主要表现。

小儿夏季热，是因为1～3岁的小儿中枢神经系统发育不完善，体温调节机能不健全，汗液排泄功能差而出汗少，不易散热有关，医学上称为“暑热症”。

是炎夏酷暑季节婴幼儿的常见发热性疾病。

婴幼儿在夏季长期发热，热势随气温升降，并伴有烦躁、易哭、唇干舌燥、口渴欲饮、饮水量多、小便次数增多、无汗或少汗、皮肤干燥灼热、食欲缺乏、以及精神萎靡、疲倦嗜睡、形体消瘦等症状（医生们常将这些症状概括为“三多一少”，即多发热、多口渴、多尿，少汗或无汗）。其特点是热型不定或不规则，体温多在37.5～39.5℃之间，天气越热，体温越高。即使应用解热药，体温也往往只是暂时下降。而做血常规、大小便及其他功能检查时，又无病理性改变。但这种发热，即使不治疗，在雨后或气候凉爽时体温也会有所下降。

此外，家长对患儿应细心呵护，避免孩子中暑或受风热感冒；饮食宜清淡、凉润，宜食藕粉、粳米粥之类，及西瓜、黄瓜、青菜等蔬菜瓜果类；长期发烧者应补充蛋白质含量丰富的食物，如鸡蛋、鱼、瘦肉末等；忌食辛辣刺激、肥甘油腻及不易消化的食物。

夏季谨防脚癣“节外生枝”

症状：脚癣

妙方：①乌梅100克，白及、苦楝皮、苍术、黄柏、苦参各20克，丁香、吴茱萸各15克，乌头、冰片各10克。先煎乌头、白及，次加乌梅、苦参，1小时后再加丁香、吴茱萸。浓煎后加75%酒精200毫升，去渣取液，加冰片混匀，用棉球蘸药涂搽患脚，一日2次。②鲜鸡蛋一个，第二次淘米水1000毫升。淘米水洗患脚10分钟，将蛋壳内薄膜取下，贴敷患处。保留1～2小时。一日1次。

药理：以上二方对于由真菌感染引起的脚癣有独特的疗效，对由于病情发展或搔抓而出现糜烂、渗液，甚或细菌感染、出现脓疱等症状效果更好。

夏日，是脚癣容易发病的季节。脚癣俗名“香港脚”，又叫脚气，是由真菌引起的常见皮肤病。脚癣是一种接触传染病，常因共用面盆、脚盆、脚巾、手巾、拖鞋及澡盆而迅速传播。它是由致病性皮肤真菌引起的足部皮肤病。在我国有很高的患病率。南方发病比北方多，夏季发病比冬季多。不少人认为脚癣是区区小病，往往不屑一顾，发痒时抓几下了事。殊不知脚癣除了会传染到身体其他部位而引起甲癣、体癣、股癣等皮肤病外，还会引发以下急性炎症。

脚癣由真菌感染引起，其皮肤损害往往是先单侧（即单脚），数天、数周或数月后才感染另一只脚。水疱主要出现在趾腹和趾侧，最常见于三四趾间，足底亦可出现。为深在性小水疱，可逐渐融合成大疱。脚癣的皮肤损害边界清楚，可逐渐向外扩展，但不会是弥漫性、边界不清楚的。因病情发展或搔抓，可出现糜烂、渗液，甚或细菌感染、出现脓疱等。

趾间起水疱、脱皮或皮肤发白湿软，也可出现糜烂或皮肤增厚、粗糙、开裂，并可蔓延至脚底及脚首边缘，剧痒，痒至必须抓破为止。故常伴局部化脓、红肿、疼痛、腹股沟淋巴结肿大，甚至形成小腿丹毒及蜂窝组织炎等继发感染。由于用手抓痒处，常传染至手而发生手癣（鹅掌风）。真菌在指（趾）甲上生长，则成甲癣（灰指甲）。真菌喜爱潮湿温暖的环境，夏季天热多汗，穿胶鞋、尼龙袜者更是为真菌提供了温床；冬季病情多好转，表现为皮肤开裂。

浸渍糜烂型或水疱型脚癣在感染化脓时，易引起急性淋巴管炎。开始时，在脚癣病灶处出现红、肿、热、痛等症状，很快便有一条红线自下而上，沿小腿向腘窝发展，附近的淋巴结肿大、压痛，并伴有程度不同的全身症状，如畏寒、发热、头痛、食欲缺乏、乏力等，如治疗不及时，“红线”可达腹股沟。

脚癣主要引起小腿丹毒，往往起病急骤，患者畏寒、发热、头痛、恶心、呕吐和关节疼痛，体温可升至39℃以上，同时患侧腹股沟淋巴结肿大，白细胞升高。较轻的患者仅在足踝部皮肤出现一过敏性红斑，继之脱屑，重者皮肤开始表现为红斑片，伴有肿胀，发炎的部位因为水肿而略高于周围皮肤，与正常皮肤分界清楚，扩展迅速，触之有热感，压痛明显；有的患者红斑水肿显著，或有水疱形成。少数病人可出现局部组织坏死。年老体弱者，还可发生肾炎、皮下脓肿及败血症等并发症。若丹毒反复发作，可导致淋巴管阻塞，发生慢性淋巴管水肿，久之患处纤维组织增生，皮肤增厚、粗糙、变硬，就像大象的皮，俗称“大象腿”，医学上称之为“象皮肿”。

脚癣还能引起急性蜂窝组织炎，一般发生在脚癣的病灶处，因感染部位的软组织比较疏松，炎症易向四周扩散，有时可波及深部组织，甚至达到肌腱和骨髓。病变处皮肤明显红肿，与周围组织分界不清，病变中央常发生坏死。较深的蜂窝织炎部皮肤表面红肿可不大明显，但有局部水肿和深部压痛；同时，患者会出现高热、畏寒、乏力等症状。一般一周左右形成脓肿，也可引起急性淋巴管炎，甚至发生败血症而危及生命。

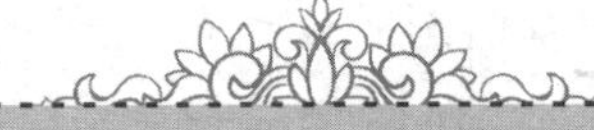

夏日情绪中暑，找准穴位按一按

症状：情绪中暑

妙方：将右手中指尖放在左掌心劳宫穴（握拳屈指时中指尖处），再把左手中指尖放在右掌心，手指尖用力按压两分钟。另外，按摩“身柱”（后背肩胛骨中间从大椎往下开始是胸椎，第一个凸起的点，我们称之为第一胸椎棘突，再往下数三个，在第三胸椎棘下凹陷处）和“肩井”（肩部最高处，乳头正上方与肩线交接处）。指压时挺胸，一面吐气一面压 6 秒钟，如此重复 20 次。

药理：正常人中，16%的人易“情绪中暑”，尤其当气温超过 35℃、日照超过 12 小时、湿度高于 80%时易发生。情绪中暑后，烦躁低落，动不动就发脾气。中医认为，可按摩劳宫穴缓解情绪中暑症状。

夏季属火，易阴虚阳亢，阳亢火气就大。正常的火是生命动力的来源，当人体受到内火（喜怒哀乐的情绪变化）或外火（风暑湿热等环境变化）侵袭时，就会导致生理机能失调。现代医学研究也表明，高温天气会影响人体下丘脑的情绪调节中枢，从而给人们的心理和情绪带来负面影响。据测算，在正常的人群中，约有16%的人会在夏季出现“情绪中暑”。

“情绪中暑”对夏季养生危害甚大。特别是老年人，由于“发火”会造成心肌缺血、心律失常、血压升高，甚至引发猝死。所以，老年人一定要注意以下几点来防止“情绪中暑”的发生。

“静心”养生。俗话说：“心静自然凉。”嵇康《养生论》中对炎炎夏季有其独到见解，认为夏季炎热，“更宜调息静心，常如冰雪在心，炎热亦于吾心少减，不可以热为热，更生热矣”。故越是天热，我们越要心静，尽量保持淡泊宁静的心境。不要生闷气，遇到不顺心的事，要学会情绪转移，感到心烦意乱时可以想想一片绿林、一片蓝天等，以平静心情。

保证睡眠。情绪与睡眠亦密切相关。睡眠不足，心情会变得急躁。经常作息颠倒或长期熬夜的人，往往情绪也不稳定。夜间11点至凌晨1点是脏腑气血回流的时间，此时血回流到肝脏准备储存精气（能量），如果不睡，能量无法被贮藏，就会肝盛阴虚，阴阳失和。故夏季应安排好足够的睡眠时间，有条件的，尤其是老人中午最好休息30～60分钟。

调剂好饮食。日常膳食应尽量减少进食油腻食品，多吃一些清淡的食物，不仅能防暑，还能增进食欲。注意多饮水，以调节体温，改善血液循环。多进食“清火”的食物和饮料，如新鲜蔬菜、水果、绿茶。尽量避免油炸、煎烤之品，甜食热量高的也要少吃，若大热天吃烤肉，更加速心火旺盛，令人焦躁不安。冰凉食物也要少吃，虽然冷饮或冰品在盛夏最受欢迎，却是最不妥的食物，因为过食寒凉之品易致冷热失调。

居室要注意通风。通风可迅速散去人体周围的热气及减少室内空气污染，使人产生凉快的感觉。早晚室外气温低，打开门窗，以保持室内空气清新、凉爽。中午室外气温高，应将门窗紧闭，拉上窗帘，启动风扇、空调，阴凉的环境能使人心静神安。

早晚外出活动。不要在封闭空间内待得太久，要因人制宜地加强体育锻炼，保持身心健康。运动量不要太大，尽量从事温和运动。早晨，可到公园等草木繁茂、空气新鲜的地方散步锻炼。傍晚，漫步徜徉于江边湖畔，习习的凉风会使你心静似水，心旷神怡。

注意养气。日常生活应保持不急不缓、心平气和的状态。中医养生注重“气和”，如果“气”的运行紊乱，不够自然流畅，身心均易致病。日常生活中，行住坐卧都要保持不急不缓的动作，让呼吸均匀有序，“气”自然就会“和”。“气”顺了，转化为足够的能量，身心舒展放松，“心”自然就平静了。

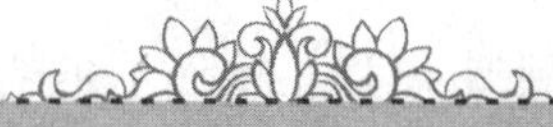

食疗足浴治小儿夏季腹泻

症状：小儿夏季腹泻

妙方：① 炒谷芽、炒麦芽各 10 克，焦山楂 10 克，茯苓 15 克，煎汤代茶饮，每日一剂，适用于伤食泻患儿；马齿苋 15 克，荷叶 6 克，薏苡仁 30 克。煎汤代茶饮，每日一剂，适用于湿热泻患儿。② 鬼针草 30 克，马齿苋 30 克，花椒 10 克，加水煎汤，连药渣一起倒入盆内，先熏后洗脚。每次 20～30 分钟，每日两次，适用于各类腹泻患儿。

药理：中医认为，小儿夏季腹泻主要以伤食泻和湿热泻居多，以上两方对伴随着宝宝大便酸臭，夹杂食物残渣，有恶心、呕吐的伤食泻和小儿大便色黄、质稀、次数多，肛门红赤，舌苔黄腻的湿热泻具有非常好的效用。

腹泻是小儿夏季常见病。因为患儿常伴有呕吐，喂药很可能会吐，而盲目使用抗生素则可能会造成抗生素滥用。此时，如能针对不同类型的腹泻，除常规治疗外，施以简便易行的食疗和足浴方法，往往会取得事半功倍的效果。

夏季气温高，湿度大，是小儿腹泻病的高发期，许多患儿家长认为腹泻没什么大碍，其实不然。小儿腹泻如果不及时治疗，可引起各种并发症，威胁健康；如果治疗不当，还可能导致营养不良和生长发育迟缓。一旦发生腹泻，患儿大便次数每天少则 5～6 次，多则数十次，同时还会出现呕吐、发热、脱水等症状，影响孩子健康。

夏天小儿特别容易腹泻是由小儿的生理特点决定的。首先，由于小儿胃肠道未发育成熟，胃酸少，杀菌能力差，如果夏天过多地进食饮料，稀释了胃酸，致使病菌很容易进入肠道而引起腹泻；其次，小儿胃肠道中各种消化酶少，不利于食物消化，易引起消化不良，导致腹泻；最后，婴幼儿生长迅速，需要足够的营养，胃肠道的负担相对较重，易发生消化功能紊乱。

预防小儿腹泻，最好母乳喂养。母乳含有小儿所需要的多种消化酶和抗体，各种营养成分非常适合小儿的消化和吸收，比牛乳及一切母乳代用品优越得多，而且卫生、经济、方便，可预防小儿腹泻。世界卫生组织认为，若广泛宣传母乳喂养，全世界每年可使 100 万婴儿免于死亡。母亲要注意乳头的清洁，给宝宝喂奶前应用干净毛巾仔细擦洗乳头。

另外，添加辅食不可过急。婴儿生长发育迅速，需要的热量和营养物质较多，所以当每日奶量达到 1000 毫升或每次奶量达到 200 毫升时，母乳喂养和人工喂养的孩子都应该添加辅食，才能保证婴儿正常生长发育。为防止添加辅食引起肠道功能紊乱，必须遵循由少到多、由稀到稠、由细到粗的原则。每次只添加一种，适应一段时间，如果孩子食欲正常，大便次数及性状正常，再考虑添加第二种。如果添加辅食后大便次数增加，性状异常，即应暂缓添加，等大便正常后，再从较小量开始。添加辅食不能急躁，孩子患病期间或天气炎热时容易腹泻，应推迟添加辅食。

注意饮食卫生和规律。病从口入，是指致病性微生物往往通过污染的食物或饮水进入消化道引起感染。夏季是病原菌滋生的季节，养成良好的卫生习惯，特别是加强饮食和饮水卫生，对于预防夏季小儿腹泻是非常重要的。

要尽量放弃奶瓶，而改用碗勺喂奶，因为奶瓶容易污染，不易清洗消毒，特别是橡胶奶头，很容易被病菌污染，导致小儿腹泻。如果一定要用奶瓶则需严格消毒，配奶前应先用肥皂、流动水将双手洗净，不能给孩子喝生水及吃过多的冷饮，生吃瓜果要洗净。喂剩的奶液最好丢弃，以免变质。

1 岁以前的宝宝每天可以吃 5 餐，早、午、晚三次正餐，中间加两次点心或水果。1 岁以后的宝宝每天可以吃 4 餐，早、午、晚三次正餐，中间加一次点心或水果。喂食过多、过少、不规律，都可导致消化系统紊乱而出现腹泻。不能暴饮暴食，尤其夏季不能无节制地喝饮料和吃冷食；同时，家长应注意根据天气变化随时为宝宝增减衣物，避免其腹部着凉。

很多家长认为小儿腹泻，饿几顿就好了，这是错误的。因为小儿机体对营养的需求较高，而腹泻时排出量增加，此时如果再给患儿禁食，会导致其营养不足，使其体内代谢紊乱，腹泻加重或使病情迁延不愈。腹泻患儿仍有消化能力，应该继续喂食易消化的食物，以保证其身体对营养的需要，补充因疾病产生的营养消耗，可以促进疾病的康复。对腹泻的患儿可给予母乳、牛奶、米粉、米汤、稀粥喂养，腹泻停止后可较快恢复原有饮食。

小儿腹泻后一定要预防脱水。小儿腹泻的严重后果是可导致水分和电解质大量丢失，发生脱水和电解质紊乱，所以对腹泻的患儿要多补充水和电解质，以预防脱水的发生。可以给予米汤或水 500 毫升加细盐 1.75 克（一个啤酒瓶盖的量）随时饮用。一旦小儿腹泻严重，出现口渴、尿少、哭无眼泪、眼窝凹陷等脱水症状，应立即到医院就诊，在医生的指导下，对轻、中度脱水的患儿可以用世界卫生组织推荐的口服补液盐纠正脱水。对严重脱水的患儿应该以静脉补液纠正脱水。

三个妙方，热中风不用慌

症状： 热中风

妙方： ①大蒜2瓣，去皮，捣烂，涂牙龈上，有效。②白头蚯蚓3～4条，炒焦，用开水冲服。③将芹菜洗净后打取汁，每服3、4汤匙，1日3次，连服7日。治中风。

药理： 常吃芹菜有助于清热解毒，去病强身。肝火过旺、皮肤粗糙及经常失眠、头疼的人可适当多食。而大蒜中含硫化合物，具有奇强的抗菌消炎作用，对多种球菌、杆菌、真菌和病毒等均有抑制和杀灭作用，是目前发现的天然植物中抗菌作用最强的一种。芹菜、大蒜两种日常常用的蔬菜，对于治疗热中风引起的牙疼上火具有很好的疗效。

临床分析认为，热天中风病人明显增加，除了空调的原因外，与出汗多、体液减少、循环血量减少、血液黏稠度增高也有关系。其中，高血压、肥胖、血脂异常、糖尿病、血管硬化的高龄患者属于高危人群。

热中风是中老年人常见多发的脑血管病，气温在30℃以上的盛夏最容易发生热中风症状。夏天天气炎热，气温越高患中风的危险性越大。当气温升到32℃以上时，特别是相对湿度达到70%以上时，人体体温的调节则主要靠汗液的蒸发来散热，人体每天要排出1000毫升或更多的汗水。出汗多而大量丧失水分，如果没有得到及时的补充，“脱水”就可使血容量减少，血液黏稠，血循减缓，微小血栓容易形成。微小血栓堵塞脑血管就会引起“缺血性中风”的发生。

中风一般来说好发于老年人，但近年来有关统计数据表明，40岁左右的人群已成为“高危人群”，而且一旦发作，来势凶猛，预后较差。某医院去年夏季收治脑卒中患者180余人，其中90人是中青年人，最年轻的才29岁。有关专家提醒中青年人尤其是脑力劳动者，应注意防范脑血管病。中风趋于年轻化，多因人们的生活水平不断提高，生活节奏发生了改变。高脂肪、高热量膳食摄取过多，食物营养的不平衡，再加上生活节奏的加快，激烈的竞争致使人们精神长期处于紧张状态之中。高血压、高血脂、动脉硬化等中风相关的病症日益增多，也日益年轻化，从而大大地增加了中风发生的危险性。

在中风发生前一般都会有一定的征兆信号，如果发现有以下不适症状，要高度警惕中风发生的可能：血压突然大幅度波动，且伴有头昏眼花或耳鸣耳聋；头昏头痛突然加重或由间断性头痛变为持续性剧烈的头痛，伴有恶心呕吐；突然出现一时性一侧肢体发麻、无力或活动不灵，或口舌发麻，吐词不清；精神和性格突然发生改变，变得沉默寡言，表情淡漠或急躁多语，烦躁不安；或出现短暂的判断和智力障碍，或突然发生嗜睡状态，即昏昏沉沉总想睡觉；突然出现一时性的视物不清或自觉眼前发黑，甚至一时性突然失明，或出现频繁的鼻出血；突然发生原因不明的跌跤和昏倒等。

小中风是中风的先兆，小中风患者中风的危险性比同龄同性的正常人高 10 倍以上。一些研究显示，3 ~ 5 成的小中风患者在 30 天内会发生中风。

因此，面对漫漫长夏，中老年人尤其是高血压、动脉硬化、心脏病、糖尿病等疾病患者，在积极治疗原有疾病的同时，要提高警惕防患于未然。

要注意“三个半分钟”和“三个半小时”的自我保健。“三个半分钟”是指清晨或夜间醒来，睁开眼睛后，继续平卧半分钟，再在床上坐半分钟，然后双腿下垂床沿坐半分钟，最后下地起床或如厕。“三个半小时”是指早上走半小时，晚饭后散步半小时，中午午睡半小时。

做好防暑降温的工作，要合理饮食，食物宜清淡，宜食用富于营养又易于消化的食物。尤其是老年人要少吃多餐，要补充足够的食物营养来满足生理的需要。要多喝水（以凉白开水中加 0.9%的食盐为最佳），即使不渴也要喝水，以每天不少于 1000 毫升（约两大杯）为宜，出汗多时还要加量，以补充丧失的水盐和维持循环血量，维护机体的健康。

要学会劳逸结合，避免疲劳过度。尤其是在大热天劳作时，要注意防暑降温和不要劳作时间过长或过累；要坚持适宜的体育运动锻炼，以促进血液循环，降低血压血脂，防止微小血栓的形成和化解微小血栓，减少发病的隐患。锻炼时间不要太长，运动量不宜过大，出微汗即可，还要注意运动后水的补充；要保持愉快乐观的情绪，学会自我放松，避免精神紧张和激动，维护内环境的平衡，防止血压波动而致发病。

一旦出现一闪而过的头痛头昏、疲倦乏力、肢腿感觉异常，或出现持续的头痛、恶心、眩晕、肢腿麻木、精神萎靡等症状时，即可能是中风的先兆信号。

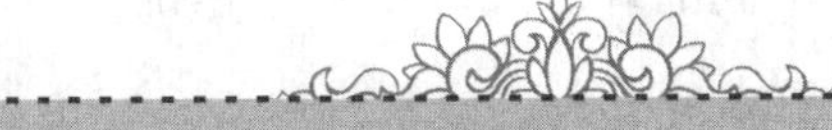

夏季旅游好季节，小心被蜂蜇

症状：蜂蜇中毒

妙方：被蜜蜂蜇伤后，先冰敷患处，然后用苏打水冲洗伤口，再抹上蜂蜜或者是蛋清。

药理：冷敷是为了避免毛细血管扩张而加重病情，用苏打水冲洗可以中和毒素中的酸性物质，抹上蜂蜜或蛋清是因为它们有营养物质，而且能杀菌消炎，对伤口快速愈合有好处。

夏季是外出游玩的好时节，红花绿叶间妙趣横生。殊不知在这叶底花间也潜藏着不少危险因素。临床统计表明，夏季发生蜂蜇事件较多，如果不及时处理，后果会比较严重，甚至发生休克乃至死亡。

蜜蜂的活跃期要从春季一直延续到深秋，夏季因裸露在外的皮肤多，更易被蜇伤。如果是体质本身对蜂毒过敏的人群，不仅会出现面部、眼睑肿胀，腹痛腹泻，呼吸困难，严重的还会出现血压下降、神志不清等过敏性休克症状。所以，夏季到野外、公园等地方游玩要做好准备，以免被蜜蜂蜇伤。

被黄蜂、蜜蜂蜇伤后，一般只在蜇伤的部位出现红肿、疼痛，数小时后可自行消退。如果被成群的蜂蜇伤后，可出现头晕、恶心、呕吐，严重时可出现休克、昏迷甚至死亡。被蜂刺伤后，如创口内有折断的蜂刺，可用消过毒的针或小刀片挑出。

黄蜂的毒液为碱性，伤口可用酸性物质如食醋、3%硼酸、1%醋酸等冲洗，以中和毒液。蜜蜂的毒液为酸性，伤口可用苏打、氨水、肥皂水及碱水等冲洗。出现全身症状的严重病人应去医院治疗。

蜜蜂、马蜂和胡蜂是三种不同的蜂。蜜蜂是“吃素的”，而马蜂和胡蜂都是“吃荤的”。三种蜂都蜇人，但蜜蜂蜇了人，蜇刺就掉了，它也就死了；而马蜂和胡蜂的蜇刺可再生，蜇人后也不会死亡。

蜜蜂腹部末端的螯针连接着毒腺和内脏器官，针尖端还有几个倒钩，当蜜蜂的毒针蜇人时，小倒钩也牢牢钩住了皮肤，当蜜蜂拔出毒针的瞬间，自身的一部分内脏也被拉了出来，于是很快就会死去。而马蜂的螯针细长且没有倒钩，蜇人后螯针容易拔出，对人实施攻击后能够毫无损伤地抽身逃走，因此可以反复蜇人，蜇人后也不会立刻死亡。

所谓胡蜂，学术上定义为“胡蜂属”，隶属于“膜翅目”“细腰亚目”“针尾组”“胡蜂科”的“胡蜂亚科”，迄今有效种 22 种，全世界广布。陕西境内目前已广泛发现 11 种，“袭人胡蜂”有墨胸胡蜂、双色胡蜂、基胡蜂、笛胡蜂、金环胡蜂等，其中墨胸胡蜂、金环胡蜂最为常见。据农林专家介绍，胡蜂又名杀人蜂，属世界罕见蜂种，以柿子为主食，毒性较大，有皮肤过敏症状者被其蜇后极易导致心脏衰竭死亡，与普通马蜂相比，杀人蜂个头较大，后足显白色。被杀人蜂蜇后，不到 5 分钟就命丧黄泉，可见其毒性之大。

蜜蜂和胡蜂有一个最本质的区别，蜜蜂是采蜜的，而胡蜂靠捕食昆虫为生，也就是我们所说的肉食性动物，但多数时候胡蜂是一种益虫。胡蜂喜欢甜食，所以据说有人常常捕食蜜蜂。

被蜜蜂蜇咬后，伤口往往留有蜂刺，应先用镊子或针将其挑出，切勿用手去挤压伤口的刺。蜜蜂毒属酸性，可用氨水或苏打水敷于患部 5 ~ 10 分钟，以中和毒液；也可用肥皂水清洗患部，必要时可用冰敷以减轻红肿疼痛。

被黄蜂蜇咬后，伤口不会出现蜂刺。其蜂毒呈碱性，可用棉花蘸柠檬汁轻拍伤口，也可用醋及稀释后的醋酸或硼酸冲洗。因黄蜂毒毒性较大，有时会引起轻度发热、头痛、恶心等症状，严重时甚至出现痉挛、休克等危险状况。所以被黄蜂蜇较严重者，宜提早送往医院治疗，以免贻误伤情。

按凶猛度排位，胡蜂第一，马蜂第二，蜜蜂第三。胡蜂的毒性是最猛的。胡蜂为半冬眠昆虫，气温降至 5℃开始抱团，气温越低，抱团越紧；气温稍高，则抱团松散；温度高于 7℃时，便开始散团。胡蜂一生包括卵、幼虫、蛹和成虫四个虫态，1 年发生 3 代，第 1 代成虫 6 月中旬羽化，第 2 代一般 6 月中旬至 7 月上旬羽化，第 3 代 7 月中旬至 8 月上中旬羽化，10 月下旬交配，开始越冬。雄蜂多在第 3 代出现，交配后死亡，寿命较短。越冬雄蜂有群集性，常抱团越冬，以抵御寒气。春季雌蜂单独觅食筑巢，一般将巢筑于树上或树洞中。成虫捕食鳞翅目幼虫，并取食果汁及嫩叶。

一旦被马蜂群袭击，千万不能跑。应立即蹲下，用衣服包住头部，因毒蜂的毒素麻醉神经系统，而头部的神经最集中。不能抓伤口，否则会引起溃烂；不能吃鱼虾等发物。俗话说“打蛇打七寸”，对付马蜂，也要抓住它的弱点。昆虫专家发现，马蜂对橘子枝干燃烧后的味道特别敏感。这种土办法不妨试试，可以逼迫马蜂自己搬家。用微微晒干的橘子叶和枝干，堆成一堆燃烧，然后扑灭，再用纱布裹住还在冒着烟的叶杆，挂在马蜂窝旁。很快，马蜂就会乖乖搬家了。

马蜂（以及胡蜂）让人体中毒是因为毒蛋白在作怪，一些民间的土法很难起作用，碰上过敏体质的人，发作特别快，一定要及时到医院救治。

胡蜂的毒素主要含激肽、磷脂酶 A、磷脂酶 B、组胺、5 羟色胺、乙酰胆碱等物质。它是一种应用很广的天然药物，有抗炎、抗辐射、抑菌、抗癌、镇静、脱敏及免疫抑制的作用，可有效治疗类风湿性关节炎、神经炎等多种疾病。因此，在农业、医药方面有广泛的用途，具有很大的开发价值。胡蜂的毒性很大，受伤者非常疼痛，严重时可造成伤残或死亡。随着生态环境的改善，我国城市建筑物上的胡蜂巢越来越多，因此胡蜂蜇人时有发生。目前仍然缺乏治疗这种疾病的特效药物。国外对胡蜂毒素的基因研究多集中在主要过敏源———大分子量蛋白如磷脂酶 A、透明质酸酶和酸性磷酸酶等方面，对于墨胸胡蜂毒腺内的物质还未见报道。如果不幸被胡蜂蜇了，应赶快去医院。

另外，胡蜂一般不随意蜇人，除非自己的活动范围受到侵犯。胡蜂中有一种叫九里蜂，据说它们一旦锁定目标，会追出几里路。除非目标不动，它们才作罢。所以，遇到胡蜂最好不要动，你停着不动，它们就只绕着你飞，不会主动攻击你。

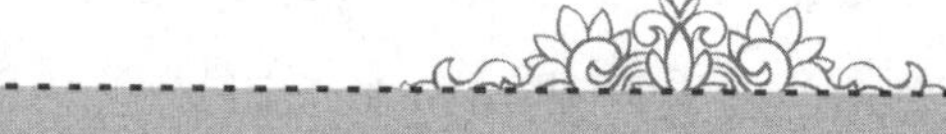

夏季水中毒，豆浆解毒米汤洗胃

症状：水中毒

妙方：当一个人处于“水中毒”状态时，应立即为其喂入大量豆浆；如果没有豆浆，先灌入米汤，再灌入温开水，用手指刺激患者的咽后壁，进行催吐洗胃，反复数次。

药理：水中毒是一种因为人体摄取了过量水分而产生脱水低钠症的中毒症状。虽然水中毒致死的机会非常低，但仍然是有可能发生的。人体肾脏的持续最大利尿速度是每分钟 16 毫升，一旦摄取水分的速度超过了这个标准，过剩的水分会使细胞膨胀，从而引起脱水低钠症。当饮用过量水时，血液内的电解质因为被水分排出体外而降至低于安全水分的浓度，影响到脑部的运作，可能会致命。此方中大量的豆浆进入胃中可使胃中的盐卤与豆浆发生作用，生成豆腐，可解除盐卤的毒性。而米汤则对于水中毒后的胃有非常好的清洗作用。

炎炎夏日，人体难免流失大量水分，需要经常补充。可是，喝水也有学问。夏季“水中毒”的病例并不少见，甚至有患者严重到昏迷的程度。临床研究认为，“水中毒”的原因跟人体的盐分丢失有关。人在酷热天气身体出了很多汗以后，不仅丢失了水分，同时也丢失了不少盐分。1 升汗水中就有将近 3 克的盐。如果运动半天出汗 5 升，就要失去盐分近 15 克。出汗后如果一次大量喝进白开水，水分经胃肠吸收后，又经过出汗排出体外，随着出汗又失去一些盐分。这样，血液中的盐分就越来越少，吸水能力随之降低，一些水分就会很快被吸收到组织细胞内，使细胞水肿，从而使人感觉头晕、眼花等，即“水中毒”了。

防止“水中毒”的办法很简单，即掌握正确的喝水方法。正确的喝水方法应该是：先用水漱漱口，润湿口腔和咽喉，然后喝少量的水，停一会儿，再喝一些，这样分几次喝，就不会因“水中毒”而损害健康了。当然，大量出汗后，如能及时补充点淡盐水，则更有利于身体健康。若不习惯喝含盐饮料，则应将菜炒咸一点食用。另外，有关科学研究也表明，人体有个“报警机构”，当体内缺水时就有口渴感。因此，到口渴时才饮水就已经迟了，要保持体内有适量的水分，就要“主动饮水”，即未感到渴时就喝水。

由于儿童生长代谢旺盛，对水的需求量比成人多。但是儿童的水代谢器官功能还未完善，调节和代谢功能差，容易出现水代谢障碍，若喝水过多则会影响健康。若儿童一次或多次饮用过多的水，而肾脏对过多的水分又未能及时排出，便会导致细胞内外渗透压降低，可能会出现头昏脑涨，甚至意识障碍等“水中毒”现象。除此，儿童排尿的调节功能还很不稳定，若喝水太多，可致排尿“开关”失灵，导致尿频或遗尿，还可能出现神经性排尿困难。所以，家长对儿童每日的饮水量应有所控制。

根据生理需要量，儿童每日饮水量应为：1 岁以下：700 毫升左右；2 ~ 3 岁：780 毫升左右；4 ~ 7 岁：950 毫升左右；8 ~ 9 岁：1050 毫升左右；10 ~ 14 岁：1100 毫升左右。其余水分可从食物中获得。

心脏着凉吃生姜

症状：心脏着凉

妙方：多食生姜。

药理：俗语说的“冬吃萝卜夏吃姜，不找医生开药方”是有一定道理的。生姜是中药的一种，它的作用是驱寒，夏天人吃了过多冰冷的食物后，通过姜水将体内的寒气驱出，就可以避免内脏“着凉”，维持身体健康。

立夏过后，夏天的脚步声清晰可闻。立夏表示即将告别春天，开始步入夏天了。此时天气渐热，植物繁盛，一年中最炎热的气候也由此开始。

根据顺应四时的养生法则，人在整个夏季的养生中要注重对心脏的特别养护。按照中医的观点，心脏有主血的功能，也是汗液的生成、排泄的器官，夏天天气炎热，人容易出汗，出汗多了，自然会增加心脏的工作量。因此，夏季养“心”是养生第一要务。

夏季养生要特别防止心脏“着凉”。也许人们听后颇为不解，炎热的夏季应该是防暑降温，心脏岂有“着凉”之说？正是因为夏天天气炎热，人们喜爱吃冷的食物或者冷饮来降温，这样形成了外热内冷，时间长了很容易造成心脏“着凉”，这也是夏天人体患病的重要诱因。防止心脏“着凉”除了多吃姜之外，就是增加睡眠，特别是要有午睡的好习惯。夏天的特点是白天长、夜间短，很容易造成睡眠不足，所以午休显得特别有必要。

饮食方面，抵御暑热侵袭，是夏季养生的重要一环。古代医学家李时珍曾提出，食粥一大碗是夏季最佳饮食。因此，夏天应多进食粥品。将绿豆、莲子、荷叶、芦根、扁豆等加入粳米中一并煮粥，凉后食用，可起到健胃驱暑的作用。

夏季失眠有妙方

症状： 失眠

妙方： ① 面粉、鸡蛋各500克，枣泥30克，莲肉100克，白糖650克，菜油20克。将干莲肉去心，放入锅内，加清水煮熟至黏软，再以洁白布包莲肉，揉烂成泥；将鸡蛋打入盆内，用掸蛋器掸成稀糊时，加入白糖，掸约35分钟，待蛋浆由淡黄转变为白色时，将面粉、莲肉泥撒入，调和均匀待用。将蒸笼垫上干净纱布，放入木制方形框，抹上菜油后，倒入蛋浆的二分之一，用铁瓢舀入方形框内擀平，再倒入余下的蛋浆擀平，入笼蒸熟，用小刀切成长条方块即成，当早点食之。② 黄连10克，生白芍20克，鲜鸡蛋（去蛋清）2枚，阿胶50克。先将黄连、生白芍加水煮取浓汁的150毫升，然后去渣。再将阿胶加水50毫升，隔水蒸化，把药汁倒入以慢火煎膏，将成时放入蛋黄拌匀即可。每服适量，每晚睡前服1次。③ 酸枣仁75克，乳香30克，蜜60毫升，牛黄0.5克，糯米50克，朱砂15克。将药研为极细末，和匀，用酒5毫升，和蜜等一并用，慢火煎如稀饼。不计时候，以温酒下15克许。本方实胆安神，适用于胆虚不眠。

药理： 夏季到来，一些精神疾病也随之并发，并严重影响了患者的身体健康和生活质量。现在医学研究表明，因为气候突然升高、季节特点影响心情等原因很容易引发失眠。以上3方可静心养神、交通心肾、实胆安神，对失眠、睡眠不实有非常好的效果。

失眠是指睡眠的发生和维持发生障碍，致使睡眠的质和量不能满足个体的生理需要，引起患者白天感到精力不足、注意力涣散、工作效力低下等症状，并感到疲惫。失眠可能与抑郁、头痛以及心脏功能的损伤有很大关系：它能诱发抑郁；引起头晕、头疼。而睡眠时间被打乱的人群，更容易出现心血管方面的问题。日前，又有研究证明，睡眠不足或可增加罹患糖尿病的风险。

气温突然升高或降低容易使人对外界的环境变化无法适应，这就会导致季节性的失眠症状。特别是季节交替时，容易气候突变，这种天气的骤然变化容易造成某些人大脑分泌激素出现紊乱。所以，夏季很容易引发人们的失眠症。尤其是天天气温都是在 20℃以上，又连着阴雨天气，更易引发失眠抑郁症状。

另外，现代医疗气象学中有一种被称为“气候变化过敏”的现象，这是一种气候变化诱发的一系列人体不适，其中也包括失眠。“气候变化过敏”出现的频率并不低，国外研究发现，在人群中约有 1/3 的人对天气变化敏感，且这种敏感性随年龄的增长而增加。

夏季很容易让大家白天有想睡觉的念头，而如果白天睡好了，晚上就没有睡眠了。所以生物钟不要被夏季给打破了。

气候突变，容易令人们因为身体上的不适应而出现烦躁、不安、焦虑、紧张等反常情绪，这些会对夜间睡眠产生影响，以致失眠。当季节交替、天气变化时，气压会出现波动，这会影响大气中的重力波。重力波的变化作用于人体后，可使人出现失眠易醒等功能性症状。且在天气变化时，两个气团的摩擦会产生大量的正离子，人体同样可因正离子的作用而出现神经系统功能失调现象，产生失眠等一系列不适症状。

正是基于上述原因，季节变化时许多人才会觉得睡眠频出问题。面对因季节变化引起的失眠，患者不必过于紧张，适当地进行相应调节一般很快就能消除。但对于一些长期存在、反复发作的失眠来说，患者则要及时寻求专业医生的帮助，以免病情恶化。失眠超过两周的，一定要及时咨询专家。

人的一生中睡眠时间超过生命的三分之一，为此我们都希望拥有一个完美的睡眠，如同希望并争取完美生活一般。期望每天我们从梦中醒来，感觉神清气爽，阳光灿烂！然而，并不是每个人都拥有一个完美的睡眠，睡眠是一种主动过程，它是恢复精力所必需的休息，人体有专门的中枢管理睡眠与觉醒，睡时人脑只是换了一个工作方式，使能量得到贮存，有利于精神和体力的恢复；适当的睡眠是最好的休息，既是维护健康和体力的基础，又是取得高度生产能力的保证。

一个睡眠周期一般持续 90～110 分钟，要依次经过以下阶段：首先是浅慢波睡眠，然后是深慢波睡眠，最后是快动眼睡眠。整个晚上，一般会经过4~6个睡眠周期，每个周期依次相连。健康的睡眠非常重要。睡眠的不同阶段有着不同的功能，慢波睡眠有恢复体力的功能，而快动眼睡眠可以巩固记忆、恢复精力，尤其对孩子的智力发育很重要。不同年龄的人所需要的睡眠量不同，随着年龄的增加，入睡潜伏期延长，觉醒次数增加，人体所需睡眠量减少。老年人每天睡6小时就属于正常。

摆脱失眠困扰，措施要得法。如果失眠已经对生活造成了困扰，使生活质量下降，则应及时就医，对病症进行诊疗，以减轻失眠的危害。生活中应养成良好的睡眠习惯，如适当调节睡眠时间，每天准时起床（包括节假日），按时睡觉。即使失眠，也不要老是躺在床上。该起床时就和平时一样起床，白天尽量不午睡，起床后稍稍做一些体育锻炼。进食定时，晚餐不宜过饱。黄昏后尽量不食用和饮用对中枢神经系统有兴奋作用的食物、饮料和药物。入睡前避免阅读有刺激性的书报、杂志。避免看情节刺激、激烈的电视节目，不要在床上读书、看报、看电视。入睡前做些放松活动，如按摩、推拿、气功、静坐等。卧室环境要舒适，温度要适宜，避免强光、噪声。有睡意时才上床，不要上床等觉。如果有烦心事、要紧事，睡前把它写下来，不要上床再思来想去。培养良好睡眠习惯的同时不要讳疾忌医，在做好上述七件事的同时，正确选择镇静催眠药可以使失眠早治愈、早缓解，避免并发症的危险。

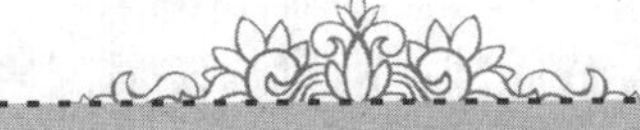

盐水热敷，巧治落枕

症状： 颈肩疼痛，颈椎病，肩周炎

妙方： ①用热毛巾敷颈椎的患处，每次20分钟，早、晚若干次。②用电吹风敷颈椎的患处，每次15分钟，早、晚若干次。

药理：用盐水或电吹风热敷意在通过温热的刺激，使颈肩部的气血得以流畅，打通淤滞。现代医学告诉我们，局部血液循环改善会加快局部的新陈代谢，从而排走那些产生疼痛的物质，达到舒缓疼痛的效果。这也正是颈肩按摩的原理。

夏季高温炎热，在晚上开空调睡觉，凉快舒爽，好不惬意。不料，一觉醒来，就有人会发现自己“落枕”啦——颈肩部疼痛，没法转动头部。当颈椎软组织的代偿能力强，柔韧性能好的时候，颈椎暂时相安无事。但是一旦颈部慢性劳损到了“失代偿”时，再遭遇空调、高枕、不良睡姿等影响就会提前出现“落枕”现象。专家表示，落枕其实是颈椎病的征兆，年轻人尤其应注意睡眠环境及睡眠姿势。

一般来说，人们总以为年轻人不会落枕，实际上，因为工作劳累过度，加上晚上吹了空调致局部着凉，睡眠姿势又不当，引发颈椎关节错位并发关节囊嵌顿的概率非常大，因此颈椎关节扭曲多度，使得关节打开过大，关节囊夹在其中，引起关节水肿和疼痛。

事实上，许多颈椎病的初起和复发都与用枕不当有关。枕头好不好很大程度上影响着人的颈椎关节，不能太硬也不能太软，最重要的是具有一定的支撑力。对于多数人来说，仰卧时枕头的高度应为一拳高（拇指在外握拳时，拳头横放与竖放同高），侧卧时应为一拳加两横指高。采用符合生理要求的保健枕，以维护侧卧时颈部的生理弯曲，会使颈背部肌肉得到充分的放松休息。

颈肩痛的主要痛点在肩关节周围，故称肩关节周围炎，简称肩周炎。起病多因肩关节周围组织，如肌膛、滑囊等受冷冻、外伤、感染所致。不少患者是由风湿病引起的。除此之外，某种固定的身体状态促使颈肩部肌肉一直保持收缩状态，造成局部血液循环不畅，代谢物沉积，进而刺激局部神经，使其产生痛感。用中医理论来讲则为“气血淤滞”“不通则痛”。其主要症状为颈肩持续疼痛，上肢抬高、旋转、前后摆动受限，遇风遇冷感觉有沉重隐痛。如不及时治疗，拖延日久可使关节黏连，上肢变细，无力甚至形成失用性萎缩。该病疼痛特点是胳膊一动就痛，不动不痛或稍痛，梳头、穿衣、提物、举高都有困难。发作严重时会疼痛难忍，彻夜不眠。

用盐水热敷能缓解颈肩痛的原理很简单，通过温热的刺激，能使颈肩部的气血得以流畅，打通淤滞。现代医学告诉我们，局部血液循环改善会加快局部的新陈代谢，从而排走那些产生疼痛的物质，达到舒缓疼痛的效果。这也正是颈肩按摩的原理。

盐水热敷的具体做法是：先找到颈部压痛点，将毛巾放入滚烫的盐水中，汲水后于患处热敷，感觉温度有所下降时再重新汲水提温以保持温度。具体温度因人而异，不可过低也不可过高。敷完最好再按摩患处十分钟，这样效果会更佳。热敷时间最好分为早中晚三次。

如果一时没有热水或者不方便用热盐水敷，可以用电吹风来代替。电吹风“热敷”疗法的具体做法是：坐直以后，将热风对着压痛点吹，同时扭动颈肩，若用另外一只手按摩压痛点，其效果会更佳。

一般来说，颈椎病的患者都是长期伏案及不良姿势与体位所诱发造成的。因此，除了运用热敷的方法外，透过医疗体操的运动方式也可矫正不好的工作习惯，改善头颈部功能和平衡颈肩背部两侧的肌肉力量，减轻肌肉痉挛状态，缓解颈椎病理性退化病变的进一步发展，进而防止颈椎病的反复发作。

以下是几个实用有效的颈椎医疗运动体操。

1. **顶天立地。**两腿张开与肩同宽，双手叉腰。头顶似顶一重物般往上拔伸，目视前方，下颚微收。每次动作约持续六秒钟，再还原成预备姿势。

2. **左顾右盼。**取站或坐位，头颈部轮流向左、右旋转，动作要缓慢，并逐步增大转动幅度，两眼亦随之尽量向后方看。每个动作约持续六秒钟。

3. **前屈后仰。**取站或坐位，头颈部尽量向前屈曲，达到可能的最大范围，动作持续约六秒钟，还原成预备姿势；然后头颈部向后仰伸，达到可能的最大范围，还原成预备姿势。

4. **颈项侧屈。**取站或坐位，头颈部轮流向两侧肩方向侧屈，尽量让耳朵贴近肩膀，每个动作持续约六秒钟。

5. **前伸探海。**取站或坐位，头颈前伸并轮流转向右下方及左下方，双目向前下方看去，好似向海底窥视般。每个动作持续约六秒钟。

6. **回首望月。**两腿张开与肩同宽，两手自然下垂。两腿微屈，上体前倾四十五度并向右后方旋转，头随旋转方向向后上方作望月状，左手置头后，右手置背后腰际。动作约持续六秒钟，还原成预备姿势，换边重复上述动作。

7. **颈项争力。**取站或坐位，两手分置于前额、后头部、头的右侧、头的左侧。头分别向前、后、右、左用力，两手（或单手）同时给予头对抗性的阻力。动作约持续六秒钟，让头颈部不产生转动或移位，即让头颈部肌肉做静态的肌肉收缩，如此可强化颈部的肌肉力量，增强颈椎的稳定性。

8. **白鹤探首。**两腿张开与肩同宽，双手叉腰，收下颚，面含微笑（放松头面部肌肉），挺胸收腹，身体躯干保持不动，下巴及颈部水平往前探头伸颈、缩颈，来回动作数次。这套颈部运动对于颈椎病所造成的颈椎生理曲度变平直或反张有矫正的效果。

9. **金狮摇头。**两腿张开与肩同宽，双手叉腰。头颈部放松，缓慢做大幅度环转运动，依顺时针或逆时针方向交替进行。每个动作持续约六秒钟。

10. **自我牵引。**自我颈椎牵引是外出或工作中，如突然感到颈肩酸痛时，简单又可立即见效的医疗体操。这种疗法的原理是利用双手向上牵引之力来使椎间空隙牵开，并进而改变失衡的椎间关节排列，恢复原有的脊柱生理屈度。做法是双手十指交叉合拢，置于头后枕颈部，先将头后仰，双手逐渐用力向头顶方向持续牵引 5 ~ 10 秒钟，如此连续 3 ~ 4 次，即可达到缓解椎间隙压力、消除颈肩酸痛症状。

加强肩关节肌肉的锻炼可以预防和延缓颈椎病的发生和发展。据调查，肩关节肌肉发达、力量大的人群中，肩周炎发作的概率下降约 80%。所以，职场人士一定要加强身体锻炼，一个结实的身体不仅能预防颈椎疼痛，还可以打倒一切病魔。

夏季当心急性肾炎

症状：急性肾炎

妙方：①鲜乌鱼一条，去鳞和内脏，连皮冬瓜500克，赤小豆50克，葱头3枚，清水适量，不加盐，煮汤，分多次服食。②鲤鱼1条，大米30克，鲤鱼去鳞内脏，洗净，和大米加清水适量，煮1小时，分次服食。③鲜荠菜100克（干品30克），洗净，加水3碗，煎至1碗时加鸡蛋1个（去壳搅匀），煮熟，饮汤吃蛋，每日1～2次。

药理：急性肾炎的发生和人体链球菌感染有直接关系。夏季天气炎热气压低，人的抵抗力也会随之下降，容易引起上呼吸道感染，这是导致急性肾炎发作的重要因素。一般来说，80%的急性肾炎病人，只要及时就医，积极配合医生治疗，都可相安无事。方中鲤鱼的蛋白质含量高，质量也佳，人体消化吸收率可达96%，并能供给人体必需的氨基酸、矿物质、维生素A和维生素D等。适宜肾炎水肿、黄疸肝炎、肝硬化腹水、心脏性水肿、营养不良性水肿、脚气浮肿、咳喘等患者食用。鸡蛋能补阴益血、除烦安神、补脾和胃。用于血虚、阴血不足有奇效。

肾病是一种常见病、多发病。人们由于感冒、生疮、吃药、饮食、遗传等因素，都可能引发此病。夏季由于气温偏高，人体抵抗力下降，一些疾病极易转化成各种肾炎。

炎炎夏日，我们应该注意哪些方面的问题呢？

中医有云：肾为人体先天之本，水液之府，五脏之根。从西医的角度说，肾脏是调节人体水分平衡的重要器官，是排泄有害物质和多余水分的“下水道”。如果这个“下水道”出了毛病，水分滞化不正常，有毒物质排泄不出去，就会引起各种病变，有些直接危及生命。

在夏季由于紫外线的强烈照射极易发作肾病，即使并没有红斑狼疮病史，也很容易在此时感染和发作。有红斑狼疮病史的人，体内的带病细胞更容易活动，会造成病情的加重或复发。特别要提到的是红斑狼疮性肾炎以女性多见，这是因为女性独特的内分泌结构所致。年轻女性在夏季尤其要避免红斑狼疮诱发的活动因素，如日晒（紫外线的辐射）和容易引起红斑狼疮的药物等。所以，有红斑狼疮性肾炎的病人夏季尽量要避开日晒。

夏季游泳也是导致急性肾炎发生的重要因素。游泳池中人源和水源的流动，很容易把细菌带入人们的尿道，引起感染，最后导致肾炎的发生。尤其是女性，由于特殊的生理结构，造成逆行感染的概率很大。所以喜欢游泳的朋友要注意，不可在不活动的水中嬉水，更不可去不洁的江、河中游泳。

夏季各种水果应季上市，急性肾炎患者在吃水果时一定要注意！这里说的注意并非急性肾炎患者不能吃水果，而是因为急性肾炎患者不适合吃太多的水果，因为水果里大多含钾，急性肾炎的病人肾功能不好，排钾的能力有限，多吃水果可能导致血钾升高，引起高血钾症。高血钾常会引起乏力、心律失常等现象。当急性肾炎的病人已经患有高血钾症时，就必须戒除水果和其他的高钾食物，如香菇、白菜、榨菜、番薯、土豆、笋、豆类、花生和核桃等。

因为急性肾炎病人的尿液是偏酸性的，所以需要多食用碱性饮料，如柠檬水、橘汁、菜汁等，以调节体内的酸碱平衡。体质燥热的人应该多食用一些苹果、梨、香蕉、西瓜等偏寒性的水果。而偏寒性体质的人应该多吃一些如橘子、葡萄、樱桃等偏温性的水果，需要注意的是急性肾炎病人不适合多吃香蕉，因为香蕉中含有较多钠盐，可加重水肿等症状。肾炎病人不宜吃柿子，因其含鞣酸，会加重病情。急进性肾炎病人宜吃苹果。具有贫血症状的病人不宜吃橙子、柿子等水果，因其易与铁质结合，会阻碍对其他食物中铁质的吸收。

另外，预防急性肾炎的发生，需避免高脂饮食和大量蛋白质饮食，对于已经有肾功能损害的病人，不仅要限制蛋白质的量，还要忌食豆类、豆制品等植物蛋白含量高的食物以及动物内脏。对于浮肿者短期内应适当限水，但浮肿消退后除外，如果夜尿多，排尿后可适当饮水。

慢性肾脏病患者因抵抗力差，在夏季特别要预防热感冒、肠炎等。皮肤瘙痒时尽量不要挠抓，可用一些外用药物涂抹，防止引起感染。要搞好个人卫生，勤换内衣裤。不管身体自我感觉如何，患者最好每半年至一年复查一次。

夏天到，中医食疗踢走慢性疲劳

症状：慢性疲劳综合征

妙方：① 银杏叶 5 克，开水冲代茶饮。新鲜银杏叶更佳。② 粳米 100 克，鲜荷叶 1 张。将荷叶洗净，剪去蒂及边缘，再将粳米淘洗干净，加水适量，把荷叶盖在粳米上。开火煮粥，待粳米熟透，揭去荷叶，放入白糖，分次服用。③ 核桃仁 50 克，大枣 10 枚，粳米 80 克。将核桃仁、大枣、粳米洗净，同放锅内，加水适量，共煮成粥。

药理：以上三方均从补中益气出发，可有效治疗疲劳引起的头痛、头晕、失眠、健忘和关节肌肉疼痛等。方 1 常饮能扩张心脑血管，改善心脑血管供氧量，消除疲劳，抗衰老。方 2 常服能健脾利湿，助消化，缓解疲劳。方 3 常服补肾健脑，可辅治失眠、健忘、肾虚腰痛。

慢性疲劳综合征是现代高效快节奏生活方式下出现的一组以长期极度慢性疲劳综合征疲劳（包括体力疲劳和脑力疲劳）为主要突出表现的全身性症候群，可伴有头晕、头痛、失眠、健忘、低热、肌肉、关节疼痛和多种神经精神症状。基本特征为长时间极度疲劳、休息后不能缓解、理化检查没有器质性病变。其病因尚不明确。本病多发于 20 ~ 50 岁，与长期过度劳累（包括脑力和体力）、饮食生活不规律、工作压力和心理压力过大等精神环境因素以及应激等造成的神经、内分泌、免疫、消化、循环、运动等系统的功能紊乱关系密切。

尤其在夏天，气温较高，一整天的工作结束以后常常感觉身心疲惫。此时此刻的疲劳，已不仅仅是体力上的“累”，还有心理上的“累”，甚至是生理上的“病”。

疲劳分为体力疲劳、脑力疲劳、心理疲劳。体力疲劳多见于体力劳动者，乃是繁重的体力劳动或过强的体育运动所造成。表现为手脚酸软无力，全身体能明显下降。脑力疲劳主要见于脑力劳动者，由于长时期进行复杂的脑力劳动，大量消耗能量，招致大脑血液和氧气供应不足，削弱了脑细胞的正常功能。表现为头昏脑涨、记忆力下降、注意力涣散、失眠多梦等。心理疲劳乃是现代生活中的高强度紧张感与压力造成的，由于超负荷的精神负担，使心理处于混乱与不安宁的状态，情绪沮丧、抑郁或焦虑。

如果是上班一族，整日劳碌，并且经常超时加班，那么回家后感到浑身疲劳就蒙头大睡。一觉醒来，又是一天的冲刺。那么你可能被“慢性疲劳症”缠上也懵然不知。多年前，美国发现了第一宗与感冒症状相似的病例，后来，它正式被命名为“慢性疲劳症候群”。从医学观念来看，那是因过度工作或运动，造成严重疲劳的病症。

一般来讲，正常的人经过一轮疲劳后，休息一宿就可恢复充沛精力。如果你不属于这类型，而是隔天起身，还是觉得十分疲倦，并且持续一段时间，这种状态就是“慢性疲劳症”。大部分人对这种症状掉以轻心，其实这会影响个人的学业、工作和日常生活，严重的长期性疲劳，可能会成为其他病症的征兆。这种强烈的疲劳感如果持续半年或更长，便会出现轻微发烧、咽喉痛、淋巴结肿大、集中力降低、全身无力等。身体长期处于疲劳状态，会造成体内荷尔蒙代谢失调、神经系统调节功能异常、免疫力降低，同时也会引起肩膀酸痛、头痛等自律神经失调症状，感染疾病的概率也将提高。

慢性疲劳综合征是近年才出现的一个新词语。患慢性疲劳综合征的病人多因工作繁忙、生活紧张、学习与精神负担过重、长期从事脑力劳动等原因而表现为十分疲劳，经休息仍得不到缓解，并伴有肌肉疼痛、头痛、咽喉痛、多关节疼痛、低热、注意力不集中、记忆力下降、情绪低落、夜间盗汗、体重下降、入睡难、夜寐多梦或睡眠后仍感到疲劳，似未睡一般，严重者可影响其正常的工作与学习。

慢性疲劳综合征症状，首先是突然出现极端的疲劳状态，延续 6 个月以上，反复出现微热、咽喉疼痛、淋巴腺肿大、肌肉疼痛、臂力下降、头痛、精神错乱、记忆力减退、视觉障碍等症状。

中医认为，疲劳综合征的患者有如此多的症状，正是人体阴阳失调、脏腑气血失荣的表现。在日常生活中，采用药膳疗法简单易行，无明显的副作用。

在摆脱慢性疲劳综合征上，运动医学专家认为，运动是最有效的，因为运动可舒缓压力和减轻疲劳，还可活动筋骨，使平时较少活动的肌肉得以松弛，消除局部疲劳。而运动恰恰就是现代人最缺少的一课，出门依赖交通工具，上下楼靠电梯，没有机会运动，“四体不勤”已成为现代人的通病。更主要的是许多人从来没有主动运动的习惯，每天能量的消耗都集中在工作上，难怪体能每况愈下。

所以，建议每天至少有 1 小时的体能活动，如爬楼梯、散步或打扫卫生等，比完全不进行体力活动的人能减小 27%的死亡风险；平均每天运动 1 小时，可延长每天两小时以上的生命。

要消除工作中的环境压力。如使用计算机时，经常用的东西应当放在键盘旁边伸手就能够得着的地方。文件夹应当与屏幕的高度相等，这样就不需要调整眼睛的焦点。如果需要经常接电话，最好戴上耳机，这样就可以避免弯腰接电话了。如果一天需要在电脑前坐两三个小时，那么每隔 15 分钟应换一次姿势。每隔半个小时就要做一次深呼吸；打字的时候应不断眨眼睛。

夏季汗斑，艾叶菊花熬水洗

症状：汗斑

妙方：用艾叶和菊花熬水洗澡，每天一次，一周一疗程。

药理：艾叶和菊花都有抗细菌、抗真菌的效果，对于常见的金黄色葡萄球菌、大肠杆菌、肺炎双球菌、表皮葡萄球菌、白念珠菌等均有明确的抑杀作用，甚至对一些病毒、螺旋体也有抑制作用。每日洗澡时用艾叶和菊花水清洁皮肤，真菌就没有落脚的地方了。

夏天天气热，人们容易出汗。在出汗时，有一种病菌容易侵犯人们的皮肤，由于这种病菌喜欢温暖和潮湿，而且有嗜汗的特点，因此往往容易引起一种皮肤病，医学上叫“花斑癣”，人们叫它“汗斑”。

此病病程缓慢，多年不愈，夏重冬轻，无自觉症状或有微痒。致病菌系一种嗜脂性酵母，称为卵圆形糠秕孢子菌或正圆形糠秕孢子菌。此菌是正常皮肤的腐生菌，仅在某些特殊情况下，如高温高湿、局部多脂多汗、卫生条件不佳等情况下由腐生酵母菌转化为菌丝型方可致病。不过，此菌仅侵犯角质层浅层，不会引起真皮的炎症反应。祖国医学认为，本病之发生，乃是由体热、风邪和湿气侵入毛孔，与气血凝滞、毛窍闭塞所致。

一旦进入夏天，人们出汗增多，皮肤多油脂，如不经常清洗，不勤换内衣，或者患有慢性病或营养不良就会发病。因此，预防花斑癣最好的方法是注意皮肤清洁卫生，出汗后要及时清洁汗渍。入夏后经常使用肥皂之类的表面活性剂去除皮肤上的汗渍和油腻，有利于防止汗斑的发生。

一般来说，花斑癣到了秋凉后可以自行消退，但也容易留下色素减退斑，来年热天又可能复发。如何预防这恼人的汗斑呢？其实中药浴对预防花斑癣有很好的效果。常用的有艾叶浴、薄荷浴等，方法非常简单，用上述的中药熬水洗澡，每周一次即可。

夏季易患阴囊瘙痒，试试穿心莲

症状：阴囊瘙痒

妙方：取复方穿心莲片20粒（或视病灶大小适量增减），充分捣碎碾成粉末，再加100毫升甘油（含水20%的甘油）调匀，敷于病灶处，并用纱布兜住阴囊，使之与大腿内侧隔离，保持干燥及防止药物掉落。

药理：中药穿心莲主要成分为去氧穿心莲内酯，能刺激肾上腺的抗炎能力及抗发热能力，具有较强的抗过敏、抗感染作用。甘油是众所周知的皮肤保湿剂，与穿心莲粉拌匀湿敷皮肤感染病灶，既可以抗感染，又可以滋润皮肤，有利于受损皮肤的愈合。3%的硼酸水是一种消毒防腐剂，有抑菌作用，用于湿敷皮肤能消除表浅炎症，促进创面干燥，有止痒、镇痛的作用。

阴囊瘙痒的原因比较复杂，有内部因素，也有外部因素。过敏体质的人，精神长期紧张、情绪变化起伏较大的人易患该病。另外，患有一些疾病，如慢性消化系统疾病、胃肠功能紊乱、内分泌失常、新陈代谢障碍的人，在外部因素的作用下也易患此病。

夏季气温高，人体易出汗，对于男性来说,阴囊部位容易出汗潮湿，久而久之就会发生阴囊瘙痒的症状。尤其是很多男士因为工作需要，经常久坐，导致炎热潮湿，所以阴囊湿疹在白领男士中高发。另外，内裤不合适也是主要致病因素。由于男人的身体构造很特别，更因为那特别的部位很重要，因此男人的内裤其实对男人的影响非常大，不过因为男人个性上较不拘小节，对于内裤设计不良而产生的不适经常隐忍并忽视。男人的性机能和生育能力与睾丸的温度有着非常密切的联系。阴囊的收缩是为了调节睾丸的温度保持低于体温2～3℃，用手触摸阴囊便会感到比身体其他部位凉爽，睾丸只有低于体温 2～3℃才能使睾酮的分泌达到最佳，睾酮可以促进精子的产生和提高精子的质量以及提升性机能。市面上大多数传统内裤的设计前面都是双层的，将男人的阴茎和阴囊包裹在一起，使阴囊长时间在高温潮湿的环境中，时间久了易导致阴囊湿疹、性机能衰减，严重的会患精索静脉曲张甚至造成不育。内裤不合理的设计是造成阴囊湿疹的主要外在原因。

要解决阴囊瘙痒问题，最重要的就是保持阴囊干爽。在炎热易出汗的夏季最好坚持天天洗澡，尤其注意清洗阴囊夹缝，必要时可以涂些吸汗的痱子粉。还要避免长期穿着紧身内裤和牛仔裤，否则会人为地造成对阴囊与睾丸的过紧束缚，特别是在炎热的夏季，透气性差会使局部散热不良，引起阴囊温度升高而导致疾病。

已经患有阴囊湿疹的人，应克制自己要抓挠的欲望，避免刺激患处，否则可能会复发。

这里推荐大家使用穿心莲外敷的妙方。目前，人们用得最多的是复方穿心莲片，为薄膜衣片，去膜后显棕褐色，味苦，用于风热感冒，咽喉肿痛，湿热泄泻。研究证明，穿心莲有抗氧化作用，对血管内皮有保护作用，能保护皮肤肌肉组织。实践说明，复方穿心莲片捣碎碾成粉末加甘油外敷阴囊湿疹及感染，能使药物直接渗入病灶，更好地发挥其抗过敏、抗感染、保护皮肤的功效。此法不仅效果好，而且安全可靠、价格低廉，值得应用。

第三章

秋季养生妙方

秋季易外邪入侵，预防贼风有妙方

症状： 外邪入侵

妙方： 金银花 10 克，萝卜 500 克切块，甘蔗 500 克切块，竹叶 5 克。先将萝卜、甘蔗加水在砂锅内炖煮，约 30 分钟后加入竹叶和金银花。服用前加入白糖，可当饮料喝。

药理： 红萝卜能够有效调节体内酸碱平衡，所以对痛风患者十分有利。金银花具有明显的解热作用。竹叶是中医一味传统的清热解毒药，对心脑血管疾病的防治有一定的作用，具有良好的抗自由基能力。竹叶的抗衰老、抗疲劳和免疫调节作用与松花粉相当，降血脂和血胆固醇作用与银杏叶提取物相近，抗菌、消炎和抗病毒作用与茶多酚相似，具有调节血脂的保健功能，可有效保护人体健康。三者配以甘蔗熬汤喝，可有效化痰除热解毒，并抵御外邪入体引起病变。

秋风燥热，若以姜葱调理，必然会使虚火上升，反而将外邪与内疾相合，致疾患更难治愈。此时最宜服用萝卜甘蔗汤。萝卜又叫小人参，祛痰化瘀除热，甘蔗性寒除热，金银花性寒、味甘、气平，具有清热解毒之功效，可以治疗热毒肿疡、痈疽疔疮等症。

秋天是冬夏季风活动的过渡时期，气候多变，早晚温差大，冷热失常，往往使人措手不及，外邪乘虚而入，容易生病。这里的“外邪”就是人们所说的“贼风”。

秋季白天仍然很热，但是一到夜间就会凉风习习。有的人爱开窗而睡，很容易受“贼风”侵袭。这是因为睡眠中人体各器官活动减弱，免疫机能降低，阵阵凉风吹起的地面尘土以及细菌病毒乘虚而入，会引起咽炎、气管炎等疾患；“贼风”吹在熟睡者的头面部，第二天早上容易引起偏头痛，甚至出现口歪眼斜、流口水等，这主要是病毒侵犯了人体，导致了面部神经麻痹；“贼风”吹在没盖被子的腹部，还会引起腹泻；“贼风”还常常招来蚊子，吮吸人体血液，同时把疟疾、丝虫病、流行性乙型脑炎等传给被叮咬者；“贼风”还使肌肉处于紧张性收缩状态，不能充分松弛休息，使肌肉代谢酸性物质堆积，致使第二天全身酸痛，疲乏无力。

人们常用“多事之秋”来比喻秋天多变的天气，这恐怕就是“贼风”的罪过。预防“贼风”侵袭，一方面，平时要注意穿衣、盖被，不要因为白天较热就减衣；另一方面，也不要过早地穿上棉衣，“秋冻”也会对秋季的“贼风”增强抵御能力。

秋季治感冒，妙方最给力

症状：秋季感冒

妙方：①鲜薄荷15克切碎，加100毫升水捣烂，用纱布绞取汁液；粳米50克，置锅中，加水适量煮粥，粥成后，加入薄荷汁及白糖适量，再煮沸。调匀食用。每日2次，每次1碗。病愈为止。②葱白2根，红糖30克，生姜15克。将葱白、生姜切小块，入锅内加水适量煎煮10分钟，再放入红糖，趁热饮服后上床盖被发汗。每日2次，病愈为止。此方对于风寒感冒轻症和老年体虚者，一般服药后得汗即愈，少数需服3～4次。③绿豆15克，生姜3片，葱白1根，萝卜片30克，大枣4枚。加水适量，煮至绿豆开花熟透，趁热服发汗，治愈为止。此方适用于风寒感冒。

药理：秋天气温下降，季节转换较快，而且早晚温差大，因此感冒等上呼吸道感染病症在秋季“盛行”，甚至还会引发肺炎、心脏病等并发症。老人、小孩是秋季感冒的易感人群。以上三方专门针对秋季感冒，葱、姜等均具有驱寒发热的功效，疗效甚好。

秋季天气干燥，忽冷忽热，人们很容易受到感冒的侵袭。其实，任何疾病都是机体免疫力与致病因素之间相互作用的结果，如果机体抵抗力强于致病因素的作用，那么机体就会非常健康；反之，则会发烧感冒、过度疲劳、睡眠不足、心情不好以及患上一些慢性疾病，一些体质虚弱者更容易患上感冒。

感冒，分为普通感冒和流行感冒。普通感冒，中医称“伤风”，是由多种病毒引起的一种呼吸道常见病，其中30%－50%是由某种血清型的鼻病毒引起。普通感冒虽多发于初冬，但其实早已在秋季埋下伏笔。

感冒病例分布是散发性的，不引起流行，常易合并细菌感染。普通感冒起病较急，早期症状有咽部干痒或灼热感、打喷嚏、鼻塞、流涕，开始为清水样鼻涕，2～3天后变稠；可伴有咽痛；一般无发热及全身症状，或仅有低热、头痛。一般经5～7天痊愈。

秋天气温下降，季节转换较快，而且早晚温差大，因此感冒等上呼吸道感染病症在秋季“盛行”，甚至还会引发肺炎、心脏病等并发症，而老人、小孩是秋季感冒的易感人群。

通常起始于持续性的喉咙痒痛、鼻塞，还可能伴有声音沙哑或鼻塞，而且会越来越重。此外，还会出现流鼻涕、打喷嚏、咳嗽等症状，有时会出现轻微的发烧。

这时要注意随温度变化选择衣物，注意保暖；增加户外活动，增强体质，提高抵抗力；多饮水、多吃水果；注意通风，室内每天开窗通风半小时到一个小时；尽量避免出入公共场所等。另外，还应尽量避免接触感冒患者，接触到感冒患者或他们碰触过的东西后要洗手，手指还要远离眼睛和鼻子。

感冒、肺炎、支气管炎等疾病，可以通过服用中药来预防。另外，还可以根据人的不同体质选择西洋参泡茶等。值得提醒的是，部分老年人在感冒初期自行服药，结果用药不当反而使病情加重，来医院就诊时已转成肺炎等并发症了，因此老年人患感冒后要及时就医。

秋季干燥，熏蒸治疗眼干燥症

症状：秋季眼干燥症

妙方：五爪龙10克，石斛15克，谷精子10克，木贼10克，女贞子15克，金蝉花5克，蕤仁肉10克，菊花10克，夏枯草10克，生地黄15克。可在医生指导下加减药物。中药煎煮好后，可以利用药的热气熏蒸眼部。

药理：眼干燥症除了局部用药外，中医配合全身辨证治疗效果不错。中医多从燥伤肺阴、肝阴来治疗。对眼干燥症也不能望文生义而一味用滋阴的药物治疗，女性患有眼干燥症并伴月经不调者，也许需要用疏肝解郁的中药。上述妙方就是经过检验的疗效方之一。

眼干燥症一年四季都会发生，秋季更多见，因为人们的眼睛对从盛夏的湿热转入秋天的干燥一时适应不了。吹空调、常用电脑都是患干眼病的诱因。干眼的原因繁多、复杂，常见的致病因有沙眼、睑缘炎、睑腺炎、过敏性结膜炎等慢性炎症性眼病长期不愈；长期待在空调环境，长时间面对电视、电脑，眼睛过度疲劳；长期戴隐形眼镜；患有免疫性疾病（如强直性脊柱炎、类风湿、甲状腺病），或内分泌失调、性激素水平改变（如月经不调、妇女更年期）；中老年人泪腺退化；维生素缺乏；长期滴某类眼药水（如一些治疗视疲劳、青光眼的眼药水）或服用某些药物（如某些抗高血压药、镇静剂）等。

为减少眼部的干燥，局部可多用眼药水如贝复舒眼液、泪然、玻璃酸钠等。但是滴眼药水要讲究方法，不要过频，最好一天不超过6次。有些人急于治愈，频频滴眼药水，甚至一个小时滴几次，这反而会加重症状。

有沙眼、睑缘炎等要积极治疗。如果发展为严重沙眼，其导致的眼干燥症治疗难度相当大。睑板腺功能障碍者的眼睑边缘常常可以看到一些小泡泡，除了点眼水，也可以早晚用眼用凝胶。要经常做眼睑清洁，每天早晚热敷眼睑，每次10分钟左右。还可以自己进行睑板腺按摩：用拇指、食指把眼皮捏起，轻轻揉捏，每天做两次，每次约一分钟。

治疗眼干燥症可采用“三分治、七分养”的办法。平常养成多眨眼的习惯。眨眼可以使泪水均匀地分布在角膜和结膜表面，以保持润湿而不干燥。感到眼睛干涩时，可马上有意地频频眨眨眼睛。工作间歇时做眼保健操也可以起到舒缓眼疲劳、减轻眼干涩的作用。

整天面对电脑者要多吃一些新鲜的蔬菜和水果，如青菜、红萝卜、西红柿以及豆制品、鱼、牛奶、核桃等；同时增加维生素A、维生素B、维生素C、维生素E的摄入。要多饮水，但是不要过多喝含糖的饮料。每天可适当饮绿茶、普洱茶，也可以用枸杞子、菊花泡茶。

长时间佩戴隐形眼镜会使泪液分泌减少。有些人图方便，睡觉也不摘隐形眼镜，这是很危险的。已经出现眼干燥症状者应改戴框架眼镜。

尽量少用空调，空调除了调节温度之外，还会抽湿，容易使眼睛干涩。使用空调不要把温度调得太低。用电风扇时，眼睛避免直接受风吹。

对于比较顽固的眼干燥症，还要注意是不是其他疾病（如强直性脊柱炎、类风湿、甲状腺病等）或内分泌失调所引致的，应到医院相关科室排查。一些药物会加重眼干燥症状，如抗组胺药、降血压药、镇静剂和抗抑郁药等，如果有用以上药物，应告知眼科和相关科室医生，必要时要调整药物。如果确认是长期滴用眼药水导致的干眼，在眼科医生的指导下，应调整滴药的次数或停用、调换药物。

三个妙方，治疗秋季心血管疾病

症状：心血管疾病

妙方：①洋葱155克，猪肉50克，酱油、盐、油、味精各适量。将植物油少许倒入锅内烧至八成熟，放入猪肉煸炒，再将洋葱下锅和猪肉同炒片刻，倒入各种调味品再炒一会儿就可食用。②茄子200克，盐、醋、酱油、味精及香油各少许。将茄子洗净去皮切成片或细丝，用盐、醋、酱油腌半小时，再加入味精、香油拌匀即成。③鱼鳞羹预防心血管病。鱼鳞（鱼的种类不限）若干，吃鱼时不要将鱼鳞扔掉，可将其洗净、捣碎，用文火熬成胶状，配以适口作料，待凉即成鱼鳞羹。

药理：洋葱精油提炼出的烯丙基二硫化合物和二烯丙基二硫化合物具有预防动脉粥样硬化的作用。茄子所含维生素P极多，可增强人体微血管的抵抗力，防止微血管脆裂出血。采用生腌茄子的吃法，可以使维生素不致因加热受到破坏。鱼鳞中含有丰富的蛋白质、脂肪和多种矿物质，其中钙、鳞含量很高。鱼鳞中的多种不饱和脂肪酸，可在血液中以结合蛋白的形式帮助传送和乳化脂肪，减少胆固醇在血管壁的沉积，具有防止动脉硬化、预防高血压及心脏病等多种功用。鱼鳞中还含有较多卵磷脂，可益脑，增强记忆力，抑制脑细胞退化。

秋季是心脑血管病发病较高的季节。气候变化的冷刺激会使交感神经兴奋，毛细血管收缩，引起血压增高，心脏负荷加重，脑缺血。另外，秋季气候干燥，体内水分消耗过大，血液黏稠度增加，血流缓慢，易导致脑血管病发生。

心血管疾病的表现为，数日或数周有乏力、头晕、烦躁、胸部不适、活动时心悸、心绞痛或心绞痛发作频繁、剧烈、持久的情况。有心血管疾病症状者应认识自身存在的心血管病危险因素，实行自我保健，对自己的健康负责。保持良好的心态，积极地适应社会发展与变革，心有朝霞，胸怀开阔。积极参加日常生活中的劳动，参加健身运动，维持良好的血液循环，以减缓肌肉萎缩，防止肥胖，增强心脏功能。以心率为例，如70次/分，经过运动锻炼可以减到60次/分，表面看也许与以前没什么差别，每分钟只减少了10次心跳，可是在一年间就减少了550万次心跳。健身锻炼有益心脏健康，最有益的锻炼项目是大步行走。身体的局部锻炼（如哑铃、拉簧）则对心脏无甚益处。

另外，戒除不良嗜好与不卫生习惯，保持健康的生活规律与方式，有个人的文化兴趣爱好。坚持低脂膳食，改变高脂肪饮食习惯。饮食要多样化，保持体内酸碱平衡。每天要坚持喝奶，牛奶中所含钙质最适宜吸收利用。饮食清淡有益于心脏和血管。每年要做体检，得到健康指导，也利于早期发现病患。老年患者最好随身携带硝酸甘油、速效救心丸等药物，以备发病时及早服药。

秋末儿童腹泻，妙方有特效

症状：儿童秋季腹泻

妙方：①鲜马齿苋250克（或干品60克），洗净，切碎，水煎10～20分钟，去渣，加入适量大米，煮成粥，频服。②茶叶10～15克，开水沏饮;或水煎加红糖30克，煎至发黑分服；或茶叶适量，食盐少许，水煎分服。③高粱米第二遍糠30克，放入锅内炒成焦黄色，有香味，除去上面多余的粗壳，每次3克，水冲服，每日服3次。

药理：治疗和预防小儿秋季腹泻的关键在于防止病从口入，在服用以上三方之外，还要从个人卫生、家庭卫生和食物卫生抓起。一定要孩子养成勤洗手、不喝生水、不吃不干净食物的习惯。防治结合才能彻底痊愈不再复发。

进入秋季，不少家长被腹泻的孩子折腾得精疲力竭。入秋以来孩子抵抗力明显下降，稍微吃得多一点、杂一点，肠胃消化道就会出问题，再一喝奶，腹泻便卷土重来，颇令人烦恼。

秋季腹泻的孩子由于频繁腹泻、呕吐，食欲又低，容易出现不同程度的脱水现象，严重者还可导致电解质紊乱，更有合并脑炎、肠出血、肠套叠等。此外，由轮状病毒感染引起的秋季腹泻发病初期还有流涕、咳嗽、发热、咽部疼痛等感冒症状，伴有呕吐、腹痛等，易被误诊为胃肠型感冒。因此，家长对此病要有足够的重视。

预防秋季腹泻的关键在于防止“病从口入”，所以应注意个人卫生和家庭卫生。宝宝和家长都要养成饭前便后勤洗手的习惯。不喝生水，不吃不净食物。在秋季，有时候气温仍然较高，久放的食物容易变质，家长要多加注意。对于日常使用的奶具、毛巾、汤勺等用品，以及孩子的玩具要加强消毒，可用开水烫洗。另外，家长也要时刻注意个人卫生。工作一天回家后，先别急着与宝宝亲密接触，应先洗手或洗澡，避免把细菌带给宝宝。

小儿出现腹泻要及时到医院就诊。一旦孩子患上秋季腹泻，家长还要注意孩子有无心率加快等症状；同时还要注意饮食搭配，以免造成营养不良。

秋燥最伤肺，妙方有奇效

症状：秋燥

妙方：①蔗汁粥。新鲜甘蔗500克，去皮榨汁备用。取粳米50克，煮成粥后兑入蔗汁60毫升，再用文火煮沸，调匀即可食用。②蜂蜜萝卜汁。白萝卜500克，洗净去皮切碎，用洁净纱布包好榨出汁，每次取60毫升加蜂蜜一匙。调匀吞服，1日3次，连服3~5天。③生姜茶。将生姜洗净切10片，茶叶7克，共煮成汁饮服。该茶可发汗解表、温肺止渴，对流行性感冒、咳嗽颇有疗效。

药理：秋燥是人在秋季感受燥邪而发生的疾病。以上三方可有效治疗病邪从口鼻侵入而引起的鼻咽干燥、干咳少痰、皮肤干燥等。燥有两种不同的性质：一偏于寒，一偏于热。秋燥是外感六淫的病因之一，人体极易受燥邪侵袭而伤肺，出现口干咽燥、咳嗽少痰等各种秋燥病症，临床上分为“凉燥”“温燥”两种类型。

人们常把秋季称作“收获的季节”，然而，对人的身体健康来说，秋季却是一个“多事”的季节。因为秋天多变的气候与许多疾病的发生关系密切。秋燥最伤肺，伤肺则容易引起咳嗽。

秋天气候转为干燥，对人体健康和新陈代谢会产生很大影响。从中医理论来看，人体与气候和外环境的变化有密切关系，如果不加注意很容易发生疾病。如秋天前有夏火之余气、后有近冬之寒气，加之气候干燥，秋阳暴晒燥邪易致病。初秋燥热相合侵犯人体，其病称为温燥；当深秋近冬之际，秋风凉刹，燥邪与寒气相合侵犯人体，其病称为凉燥。温燥与凉燥统称为秋燥。

中医传统医学按照秋燥患者的症状一般把秋燥分为两类：一类是阴津亏损，症状为皮肤皲裂、口唇燥裂、舌红、少津、毛发干枯、小便短小、大便干结难解，一派“干旱缺水”症；另一类是肺阴津受损，其症状为发热怕冷、干咳少痰或痰黏稠难以咯出，或痰中带血以及喘息、胸痛等。

秋燥最容易引起呼吸道疾病，尤其易引起燥咳。燥咳的表现为干咳不止，无痰或少痰，痰难咯出，痰中带血丝，并伴有口干咽痛、喉痒、声音嘶哑、舌红少津等症状。

如果感冒后咳嗽迁延不愈，则需要到医院做检查。例如拍胸片、做血常规及痰细菌学检测等，在排除了肺炎、结核、肿瘤等器质性病变后，可以应用止咳化痰药物；若考虑可能为咳嗽变异性哮喘时，应做气道激发试验检查，或加用抗过敏药物和支气管扩张剂，以及进行食道 pH 监测除外为食道反流等。总之，针对慢性咳嗽的鉴别和治疗，是一种循序渐进排除疾病的过程，治疗仍然以经验性用药为主。

秋燥易伤人津液，人们常会出现阴虚火旺，如口鼻干燥、咽干口渴、音哑、大便干、小便短少现象；燥邪伤肺，常出现燥咳症状，表现为干咳少痰、痰中带血等。适当增加营养必不可少，如蛋白质、蔬菜等，还要多喝水，适当到户外活动。针对秋燥，可以用一些润燥的中药如沙参、麦冬、云竹、百合等做药膳（粥或汤），还可服用麦冬百合银耳汤、银耳鲜藕汤、冰糖煮梨水、菊花麦冬泡茶等，均可以清火润肺，起到保健的作用。肿瘤患者还可选择服用贞芪扶正胶囊或冲剂，以增强抵抗力。

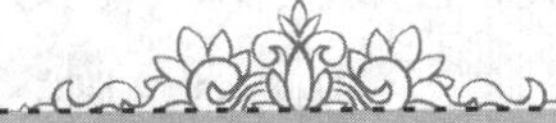

秋日补虚，妙方有理

症状：阴虚旺盛

妙方：①燕窝虫草雪耳汤。燕窝5克，冬虫夏草3克，雪耳15克，冰糖25克。上药按比例配制，先用水炖燕窝，后加入冬虫夏草、雪耳、冰糖再煮15分钟。饮汤并食燕窝、虫草、雪耳。有补肺滋肾、养颜止咳的功效。主治阴虚燥热、咳嗽无痰或痰少难出、鼻干面晦、呼吸气促，或盗汗咳血。②虫草百合鸭肉汤。冬虫夏草3克，百合25克，鸭肉100克。上药按比例配制，先将鸭肉炖30分钟，后加入虫草、百合再煮15分钟，饮汤并食虫草和鸭肉。此方有滋阴清热、润肺止咳的疗效。主治阴虚火旺、咳嗽气促、口苦咽干、心烦失眠，或中老年人患肺结核病、手足心热、骨蒸潮热、盗汗咯血。

药理：①方中燕窝性味甘平，入肺、胃、肾经，有补肺养阴、止汗养颜的效果；冬虫夏草为补肾益肺、止咳平喘的良药；雪耳性味甘平，入肺、胃经，有养肺活血的功效。肺阴不足、咳嗽、气喘、盗汗、咯血，或中老年人患肺结核服燕窝虫草雪耳汤有显著效果。常服此方健身延年。②方中冬虫草补肺益肾、止咳平喘疗效显著；百合据《本草纲目拾遗》记载，“百合有清痰火、补虚损的功效”；鸭肉为补益佳品，味甘性凉，入肾、肺经，有滋阴清热、利水消肿的作用。阴虚火旺、咳喘失眠，服虫草百合鸭肉汤有显著的疗效。

"夏至天天热，秋分夜夜凉"，这句时谚是指秋分以后金风送爽，天气渐渐转凉，人们出汗减少、食欲增加，故秋后适宜进补。

进补需辨别虚症的类型。以上所选补法是本着增强体质、改善机体虚弱状态的进补方法，适用于各种不同类型虚症，有增强或改善人体功能状态，补充营养物质、改善新陈代谢、增强人体抗病能力的作用。

所谓虚症，一般来说有气虚、血虚、阳虚、阴虚等不同类型。气虚补气、血虚补血、阴虚滋阴、阳虚助阳，某一脏腑虚损，则补其脏腑。

补气是治疗气虚证的方法。适用于久病或重病以后，以及素体虚弱的人，如倦怠无力、呼吸少气、动则气喘、面色苍白、食欲缺乏、懒于语言、肠鸣便溏、脉弱等证。常用补气药物如人参、白术、黄芪、党参、太子参等。

补血是治疗血虚证的方法。适用于头晕目眩、耳鸣耳聋、心悸失眠、面色无华、月经不调、脉细等证。常用补血药物如阿胶、地黄、当归、紫河车、桂圆肉等。

补阳是治疗阳虚证的方法。所谓阳虚，主要是指肾阳虚，临床觉腰膝酸痛、下肢软弱、畏寒肢冷、阳痿早泄、溺后余沥或小便频数。常用补阳药物如鹿茸、淫羊藿、锁阳、仙茅、补骨脂等。

补阴是治疗阴虚证的方法。所谓阴虚，主要是指肾阴虚，临床见身体消瘦、口干咽燥、虚烦不眠、大便燥结、小便黄赤、午后颧红、潮热盗汗。常用补阴药物如生地、石斛、百合、玉竹、龟板、麦冬等。

有些补益中药本身就是食品，药食同源贵在天然，且较易为人们所接受。

妙方治好前列腺疾病

症状： 前列腺炎

妙方： ① 甘蔗 500 克，去皮，切段，榨汁，饮服，每日 2 次。② 将乌鸡去肠杂、毛，切块，与栗子仁、海马及盐、姜同放锅内，加水适量蒸熟。分2～3次吃完。补益脾肾。适用于前列腺炎。③将猪瘦肉150～200克洗净，切小块，与鲜白兰花30克（干品10克）加水煮，加食盐少许调味。饮汤食肉，每日1次。补肾滋阴，行气化浊。适用于男子前列腺炎等症。

药理：前列腺疾病的发生具有明显的气候因素。从季节分布来看，主要是在秋、冬两季，尤其秋、冬之交，很容易突发或反复感染，因此秋季应成为前列腺疾病治疗的时节。以上三方中甘蔗、乌鸡、栗子仁、海马、猪瘦肉均属壮阳补肾的食材药材，与其他药材合理配伍，可以补益脾肾、滋阴养阳，对男性前列腺疾患有很好的防治效果。

入秋以来，天气转凉，人体交感神经兴奋性增强，使前列腺腺体收缩、腺管和血管扩张，造成慢性充血，从而使尿道内压增加，严重时可引起逆流。尿道情况的变化会加重前列腺液的淤积，导致前列腺疾病发作，出现尿频、尿急、尿痛，会阴、睾丸疼痛等症状。秋冬时节男性朋友要随时留意身体出现的蛛丝马迹，发现苗头则及早治疗，将健康隐患消灭在萌芽阶段。

正如乳腺疾病之于女性一样，前列腺疾病是男人一生都要时刻提防并与之作斗争的。自青少年时期身体器官发育趋向于完善和成熟，前列腺问题便开始“蠢蠢欲动”。急慢性前列腺炎主要发生在中青年人群，25～40岁是高发年龄。近年来，发病年龄有减小的趋势，就诊患者中最小的是十五六岁的中学生，而且20～25岁的年轻人越来越成为高发人群。这种现象应引起男性的充分关注。青少年及中青年时期正是男性功能旺盛期，前列腺长期充血影响到细胞代谢，使得细胞对细菌的抵抗力下降，以致细菌乘虚而入诱发腺炎。此外，泡吧、酗酒、熬夜等不良生活习惯也使得机体抵抗力下降，病原体很容易入侵，危害前列腺健康。前列腺增生则更“青睐”于50岁以上的中老年人群。老年时期，睾丸功能退化，激素水平降低，性激素间的比例发生紊乱，从而导致良性前列腺增生症的发病率明显升高。通过生理解剖发现，51～60岁的人有50%出现病理上的前列腺增生症，至80岁时，有90%出现前列腺增生症。前列腺结石发病年龄多在40岁以上，以50～65岁最多。前列腺结石本身无特殊症状，所以有“静石”之称，往往在直肠指检时偶然发现，或因前列腺增生、慢性前列腺炎等疾病行X线、B超等检查时被发现。另一种老年常见病为前列腺癌，此种疾病在欧美国家的发病率颇高，在我国的发病率相对较低，但近几年来已有迅速增高的趋势。

天气变冷之后，许多人会减少饮水量。对前列腺患者来说，饮水量的减少会使尿液浓缩、排尿次数减少，对前列腺及肾脏、膀胱等其他脏器都会产生极为不利的影响。所以，在寒冷的季节应该多饮水。一般人每天饮开水或茶水2升以上，便可以通过排尿冲洗尿道、促进前列腺分泌物排出，达到预防前列腺感染的效果。

为了避免夜间频繁起夜，影响休息，可在临睡前减少饮水量，而增加在白天的饮水量。

许多人尿急时，会一忍再忍，这种做法不可取。憋尿会让膀胱过度充盈，压迫前列腺。尤其对于前列腺病患者来说，憋尿容易造成尿液反流，给肾脏和输尿管等高位脏器带来危害，严重的还会造成肾功能衰竭。此外，忍尿不排，还会造成逼尿肌松弛而发生排尿困难和尿潴留。

可以在每天临睡前做前列腺按摩。方法如下：取仰卧位，两脚伸直，左手放在神阙穴（肚脐）上，用中指、食指、无名指三指旋转，同时用右手三指放在会阴穴部旋转按摩，一共100次。换手做同样动作。这种按摩手法有利于促使膀胱排空，减少残余尿量，使局部血液循环加快，起到消炎、止痛和消肿的作用。

另外，过度吸烟、饮酒以及进食过多辣椒等食品，也是引起前列腺炎症的原因之一。酒是一种具有血管扩张作用的饮品，有的人一喝酒就会脸红，这是酒精扩张到面部血管的结果。酒精同样也会引起前列腺反复充血。而香烟中的烟碱、焦油、亚硝胺类、一氧化碳等有毒物质，不但会直接毒害前列腺组织，而且还会干扰支配血管的神经功能，影响前列腺血液循环，加重前列腺的充血。在秋季以后，千万不要靠吃辛辣食品或饮大量的酒来取暖，同时不要吸烟。

秋天易便秘，妙方巧根治

症状： 便秘

妙方： ① 将 300 克鲜土豆去皮切碎，用干净的纱布包好挤汁。饭前服用 1~2 汤匙，每日 2~3 次。适用于习惯性便秘。② 白薯 300 克，小米 100 克煮粥，熟后加入白糖，每日早晚服用。适用于老年人及产后妇女肠燥便秘伴疲乏无力者。③ 将 100 克粳米洗净放入锅中，煮至米开花时放入 200 克菠菜，再煮沸后放入 50 克芝麻及盐、味精各少许，空腹时服用。能润燥通便，养血止血，适用于老年性便秘、痔疮等。

药理： 中医理论认为“肺与大肠相表里”，秋燥伤肺进而伤大肠，肺气不宣直接影响大肠蠕动，就容易引起便秘。相当一部分患者的便秘是由于食物纤维摄入不足导致的。患者应该多进食谷物、全麦面包、米饭、面食、蔬菜及水果等。土豆和白薯含有丰富的维生素，有润肠通便的功效，粳米可养血止血润燥通便，是治疗和预防便秘的最佳食品。

秋风习习中，地面的水分会迅速蒸发，从而使空气中的湿度下降；同时，人体尤其是呼吸道表面的水分迅速蒸发出去，使水分丢失过多，造成抵抗力下降并诱发疾病。而便秘患者也会觉得越来越不“畅通”。

很多人都知道“秋燥伤肺”，所以秋天很容易感到口咽干痒、咳嗽、鼻出血等。要预防或缓解秋燥引起的便秘，可以用些滋阴润肺的药材，如生地、玄参、麦冬、北杏等，煲好后加温热的牛奶一起喝下去，会有明显的改善便秘作用。

秋季防燥最简便的一招，就是积极补充水分。一般情况下，人体皮肤每天蒸发的水分在 600 毫升以上，从鼻腔呼出的水分约为 300 毫升。到了秋天，为了及时补充这些损失，每天至少要多喝500毫升以上的水，以保持肺脏与呼吸道的正常湿润度。

此外，人们还应多吃一些水果和蔬菜，也可以改善便秘。秋天天气已经没有那么热了，不再适宜吃寒性的水果，又因天气比较燥也不适宜吃热性水果，吃性平的水果最适合，比如苹果、火龙果等。蔬菜最好选择当季蔬菜，如冬瓜，不要选择反季节蔬菜。

当然，还可以多进食一些含膳食纤维丰富的食物，如麦片、冬菇、番薯、玉米等，可以增大食物的残渣量，易于产生排便反射。

对于大多数便秘患者，不需要药物，可从饮食和生活习惯入手，进行调节；多运动；养成良好的排便习惯，有了便意千万不要忍，有时便意转瞬即逝，可能一天内都不会再有了；排便时用手按压腹部，增大腹压，可促进排便。

便意只持续几分钟，一旦错过就很难再捕捉到。排便运动受大脑皮层的影响，意识可以加强或抑制排便。人们对便意经常予以抑制，就使直肠渐渐地对粪便压力刺激失去正常的敏感性，加之粪便在大肠内停留过久，水分吸收过多而变得干硬，使得排便难上加难。

每天规律起居，规律饮食，调整心态，完全把“老板”抛在脑后，不要再为工作而焦虑，使排便正常。

有的时候便秘也与焦虑有关。人的精神状态紧张，就会影响整个身体的血液循环，在血液供应不足的情况下，肯定是优先保障重要器官的血液供应，如脑部、心脏、基础代谢等，而胃肠就成为最后被顾及的部位。肠道供血不充分，没有足够多的养分供应，“动力”不足，肯定会消极怠工，蠕动缓慢，自然就形成便秘了。

秋季痔疮高发，妙方解决病痛

症状：痔疮

妙方：生黄芪 9～12 克 / 次，地龙 6 克 / 次。每天晚上将生黄芪煮水，三碗水煮成 2 碗，将地龙碾成粉末或者剁成粉末一同服用。

药理：痔疮是因为血液循环到肛肠处回流受阻，压力大而形成局部的淤阻。地龙有通络的作用，黄芪有补气的作用。地龙能够把淤阻的血活开，黄芪补气能够加速把它活开，所以这两个配在一起效果是不错的。这个方子很平和，可以治疗内痔、外痔、混合痔以及肛裂。连续喝三天，一般的痔疮即可治愈。此方如果搭配其他药物使用也可以，如果是吃消炎的西药，至少要隔 1 个小时，如果是吃中药，至少要隔半个小时。

秋季是痔疮高发季节。首先，由于秋季气候干燥，人体常会出现口干舌燥、大便干结等秋燥症状，其中便秘是导致痔疮发生和加重的主要原因之一。其次，由于秋季上呼吸道感染增多，引起的咳嗽导致腹内压增高盆底下降，从而引起痔疮。腹内压增高是引发痔疮的另一重要因素。

秋季预防痔疮发作，除了注意预防便秘的饮食起居外，还要注意便后保持肛门清洁，使用柔软的纸巾或湿纸巾擦拭清洁肛门。有条件者，最好用水清洗屁股，保持肛门清洁可防痔疮发作。另外，如厕时不要久蹲，蹲厕的姿势可使痔静脉充血，时间一长会影响静脉血液回流，引起或加重痔疮症状，更不要边上厕所边看书读报。平时注意多活动，勿久坐久站。每坐 45 分钟起来活动 5 分钟，可有效减轻痔疮症状。同样久站负重也会引起痔静脉充血。

秋季痔疮患者在饮食上不要过于精细，应该多吃富含纤维的食物，如燕麦、全麦面包、糙米、蔬菜和水果等。这些食物能增加胃肠蠕动，令粪便变软，不会积存而压住静脉血管。

壮阳火的水果，如芒果、榴莲、荔枝、龙眼不宜多吃。最好也别吃辛辣食物，包括辣椒、咖喱、胡椒、生姜、大茴香、白酒等。因为辛辣食物对直肠黏膜有直接刺激的作用，会使它明显充血，造成排便时肛门口灼痛。

有些食物虽然不会使痔疮恶化，但可能在排便过程中引发患处进一步发痒，如咖啡、啤酒、可乐等。饮食中还应该控制盐的摄入，过量的盐会使体内液体停滞于循环系统，造成肛门及其他地方的静脉隆起，使病情加重。

同时，痔疮患者忌暴饮暴食。许多人养成了“看菜吃饭”的不良习惯，菜差少吃，菜好就猛吃，过食肥甘厚味，如巧克力、肥肉、猪爪等高热量、高脂肪的食品，如此饥饱不匀，影响胃肠功能，使脾胃受损，以致湿热痰浊内生，气血壅滞，常可发生痔疮出血。尤其暴饮暴食以后，腹部被撑大，腹腔压力增大，使痔静脉的血液回流受到影响，从而加重病情。

秋季鼻子出血，妙方来救急

症状：鼻子出血

妙方：①大黄炭适量，研细末，温开水调至成形，塞患侧鼻腔。有泻火通便、凉血解毒、逐瘀通经的功效。②龙骨粉（生、煅均可）适量，吹进鼻孔内。有平静安神、平肝潜阳、收敛固涩的功效。③白及30克研末，适量冷开水或糯米粥调至可成形，捏为条状，塞患侧鼻腔。

药理：大黄炭可收敛止血、消肿生肌，能改良毛细血管脆性，增加血小板数目，缩短凝血时间，故有止血作用。龙骨粉可缩短凝血时间，有增进血液凝固、下降血管透性的作用。此方含有联卞类化合物、联菲类化合物等多种成分，可缩短凝血时间及凝血酶本形成时间，加快红细胞沉降，使血细胞凝聚，形成人工血栓，所含胶状成分可在创面形成胶状膜，故有良好的局部止血作用；并能促成伤口肉芽生长、创面愈合。

秋季空气变得干燥，鼻炎患者、上呼吸道感染患者，呼吸道局部血管扩张、抵御疾病的能力下降，容易发生鼻出血。另外，有些儿童喜欢用手抠鼻孔，这也是造成鼻黏膜血管破裂而鼻出血的重要原因之一。

由于外界环境温度和湿度的逐渐降低，人体鼻黏膜分泌的液体挥发较快，所以，鼻子里的黏液、灰尘等就容易结痂（即常见的“鼻屎”），引起干涩、发痒等不适感，而存在鼻炎或者鼻中隔偏曲的患者尤为明显。专家说，由于发痒，很多人就喜欢用手去抠鼻孔，殊不知这里的毛细血管丰富、细小而又脆弱，稍微用力，毛细血管就容易被抠破而出血。

鼻出血绝大多数出现在鼻腔前部，这是因为在鼻腔两侧鼻孔中间有一层隔膜称鼻中隔，这里有好几对血管汇合，尤其是在鼻中隔的前下方，该区域的小血管密集成网，仅靠一层非常娇嫩的黏膜保护着，这个小血管网容易因干燥或损伤而破裂出血，出血量少时血呈点状滴出，多时甚至会呈柱状喷出，家长一定要警惕。

对于偶尔一次的鼻出血，首先保持镇静，不一定要去医院处理，可采取一些简便易行的方法，尽快将鼻出血止住。在姿势上，让患者头向前倾，面向下张口呼吸，千万不要将头昂起，这样会使血咽下肚去，刺激胃部，吞入太多吐出来，反会误以为呕血，影响诊断。儿童这样做还有血液呛入气管的危险。

一般来说，孩子遇到鼻出血首先让孩子坐下，让孩子用口呼吸并用手指按压住流鼻血的鼻孔，停留几分钟之后，一般都能起到止血的作用；如果两个鼻孔都出血，那么只要捏紧鼻翼，使两个鼻孔封闭 3～4 分钟，也可以止住轻度鼻出血。当指压法无效时，可以含一块冰或者在额头上放一个冰袋，这种冰敷的方法也可以使鼻部血管遇冷后快速收缩而止血。

预防季节性鼻出血可以从鼻腔“保湿”入手。当感觉鼻腔干燥时，用复方薄荷油滴鼻，可以除去鼻腔结痂，保持湿润。另外，将少量红霉素或者金霉素眼药膏挤入鼻腔，也能起到消炎和保湿的作用；也可应用市面上购买的生理盐水喷鼻，对去除鼻痂和湿润鼻黏膜也大有好处。

对于儿童来说，家长可以给孩子的鼻子里滴一些清洁的液体，或者涂抹金霉素眼膏以湿润鼻腔。让鼻腔充分湿润之后用“擤鼻子”的方式清理这些“垃圾”；同时要在秋季养成良好的卫生习惯，改掉经常挖鼻子的坏毛病。天气干燥，可以在房间放一盆水或安置加湿器，改善空气干燥状况。注意休息，少抽烟、少喝酒及少吃辣椒、烧烤等易“上火”的食品，平时要注意均衡膳食，不要挑食、偏食，多吃蔬菜水果，多饮水。

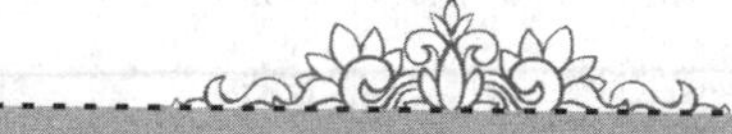

秋天长针眼，内服外敷有妙方

症状：针眼

妙方：①防风8克，白芷10克，前胡10克，黄芩10克，元参12克，花粉10克，陈皮8克，赤芍10克，浙贝母10克，桔梗6克。水煎服，每日1剂，日服2次。可祛风清热、化痰散结。②生清油、茶叶末各适量。用等量生清油与茶叶末调为糊膏，装入瓷罐备用。挑清油膏涂于纱布上贴于眼睑病灶处固定，热敷每日3次，每次20分钟。

药理：针眼是一种普通的眼病，人人可以罹患，多发于青年人。此病顽固，而且容易复发，严重时可遗留眼睑疤痕。睑腺炎是皮脂腺和睑板腺发生急性化脓性感染的一种病症，分为外睑腺炎和内睑腺炎，切记不可自行挤脓，以免引起眼眶蜂织炎等并发症。方1可祛风清热，方2可清热解毒、消肿止痛、生肌，对治疗针眼有奇效。

秋天来了，孩子最容易长“针眼”，且最容易反复发作。有些妈妈会忙不迭地帮孩子把针眼弄破，好将脓挤出来；有些家长则认为不必处理，因为“过一段时间‘针眼’就会被吸收”。这两种做法都是错误的。

针眼，医学上称之为睑腺炎，又名睑腺炎，俗称“针眼”，是一种普通的眼病，多发于青年人。睑腺炎是皮脂腺和睑板腺发生急性化脓性感染的一种病症，分为外睑腺炎和内睑腺炎。

很多人感觉睑腺炎是“急病”，认为“睡一宿觉就得了”，其实不然。睑腺炎初期皆有症状，如外睑腺炎发病初期，患者会感觉眼睑沉重、微痛，一两天内疼痛加重，还会出现眼睑红肿，轻触有硬结、触之更痛等情况；内睑腺炎也会有眼部异物感、轻触疼痛等感觉。

如睑腺炎已经出脓，则属于中晚期，一般采用手术治疗。有的也可以用中医方法尝试一下，配水药并连续熏蒸，再吃中药也可以使脓头消去、红肿退去。

睑腺炎各个年龄段都可发生。小朋友得了睑腺炎是由用眼不卫生引起的，成年人是由多种因素导致。有的小患者经常有用手揉眼的习惯，这种不卫生的行为很容易引起细菌感染，尤其是小男生，生活中有太多的习惯会使眼睛受到感染。因此，家长要注意孩子的用眼卫生，防止反复发作。

急性睑腺炎如果及早干预治疗，很容易控制。说到早期治疗，有的人会自己去挤压或用未消毒的针过早挑开它，其实这些是万万使不得的。因为眼睑的血管丰富且“路路相通”，其静脉与眼眶静脉及颜面静脉相通，而且没有静脉瓣来阻止血液回流，又与颅腔静脉相通。所以，炎症一旦扩散，轻者会引起眶蜂窝织炎，重者甚至会导致海绵窦血栓，或形成败血症危及生命。

正确的做法是，发现睑腺炎后及时滴消炎眼药水，并进行局部湿毛巾热敷，以促进血液循环，帮助炎症消散。越早治疗，就越可以让睑腺炎及早消退，免去做手术的痛苦。一旦脓头出现就应去医院及时切开排脓，不要等它自行破溃。化脓后如果任其自行排脓，常会因为疤痕收缩而留下眼睑变形、外翻、眼闭合不全等后遗症。

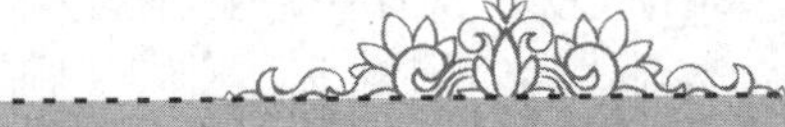

秋季老慢支，妙方显神通

症状：老慢支

妙方： ① 杏仁、麻黄各 9 克，豆腐 100 克。加水共煮 1 小时，去药渣，吃豆腐饮汤。也可将杏仁捣碎，与等量冰糖混匀，每日早晚各服 9 克，连服 10 天为一疗程。② 杏仁 10 克，去皮研碎，水煎后去渣留汁，然后放入粳米 50 克，冰糖适量，加水煮粥。每日 2 次，温热食。③ 紫皮蒜 60 克，红糖 90 克。蒜捣烂如泥，放入红糖，在砂锅内加水适量熬成膏，每日早晚各服一食匙。

药理： 杏仁中含有苦杏仁甙，苦杏仁甙在体内能被肠道微生物酶或苦杏仁本身所含的苦杏仁酶水解，产生微量的氢氰酸与苯甲醛，对呼吸中枢有抑制作用，达到镇咳、平喘的作用。苦杏仁甙分解产生的安息香具有镇痛作用，因此国内有人用苦杏仁治疗晚期肝癌可解除病人的痛苦，有的甚至不需服用止痛药。大蒜中含有蛋白质、脂肪、糖类、维生素及矿物质，增强碳水化合物氧化功能，为大脑细胞提供足够的能量，使思维敏捷。其脂溶性挥发油能显著提高巨噬细胞的吞噬机能，有增强免疫系统的作用。

老慢支大多缓慢起病，病程较长，秋季反复急性发作而加重。主要症状有慢性咳嗽、咯痰、喘息。开始症状轻微，如吸烟、接触有害气体、过度劳累、气候变化或变冷感冒后，则引起急性发作或加重。或由上呼吸道感染迁延不愈，演变发展为慢支。到夏天气候转暖时多可自然缓解。

慢性支气管炎，简称老慢支，是老年人的一种常见病、多发病，是危害老年人健康的一种严重疾病。该病可反复发作，使支气管及分枝和肺泡的组织与功能发生一系列变化，并可引起其他严重的并发症，如阻塞性肺气肿、支气管肺炎、支气管扩张。老慢支患者在秋季一定要预防感冒，防止急性支气管炎的发生。急性支气管炎患者不能拖延，彻底治疗为好。另外，要注意随着季节的变化及时增减衣服，避免受凉。多进行体育锻炼，提高抗病能力。

老慢支主要表现为咳嗽、咯痰，以清晨为重，痰黏稠不易咯出，痰多呈白色黏液泡沫状。在感染或受寒后，病情迅速加剧，痰量增多，黏稠度增加或呈黄色脓性痰。随着病性的发展，患者终年都会咳嗽、咯痰，以秋季最重。部分病人伴有哮喘样发作，气急，不能平卧，称为喘息型慢性支气管炎。

本病虽可改善病情，但不能彻底治愈。治疗包括中西医综合治疗，西药治疗有解热镇痛，止咳、祛痰、平喘的作用，选用合适抗生素抗感染治疗。中医主张辨证论治，对症下药。

医学界认为，凡是一年当中有 3 个月咳嗽，这种情况连续 2 年以上，而且咳嗽不是由于心肺等其他疾病所致，就可诊断为慢性支气管炎。此病的发生是由于感染、理化刺激、过敏及气候变化等多种因素长期相互作用的结果。据统计，我国 50 岁以上中老年人发病率为 15%～30%。临床上常表现为咳嗽、咯痰，或伴有气短、喘息等，严重者可并发肺气肿、肺心病等。

据统计，老慢支病人感冒后 90%以上可引起急性发作。因此，预防感冒很重要。要加强耐寒锻炼，坚持用冷水洗脸，此法对增强机体御寒能力、预防感冒的发生都有良好的作用。患者一定要有平衡的心理，经常保持稳定的情绪，精神要愉快乐观，避免紧张、焦虑、忧郁等不良因素的刺激，树立战胜疾病的信心，积极配合治疗，促进疾病的康复。

预防老慢支，首先居室要安静，卫生清洁，无烟尘污染；阳光要充足，定期开门窗，保持空气新鲜；而且要有良好的温度和湿度，温度不宜过高或过低，最好控制在 16℃～20℃，相对湿度在 45%左右；不要在室内养宠物；要做到绝对戒烟酒。香烟的烟雾能使支气管上皮受损，纤毛脱落，导致肺的防御功能降低，加重呼吸道感染，诱发急性发作。而酒精能生湿积痰，刺激呼吸道，使病情加重。

科学调理饮食。饮食应以健脾开胃为主，清淡温软为宜，多吃富含维生素、微量元素、优质蛋白的食物，如羊肉、狗肉、鱼肉、禽蛋、豆制品、新鲜蔬菜、水果、干果等。禁食咸辣、燥热之物。老慢支在缓解期应以养生健身、增强机体抗病能力为主。要在医生指导下服用中药调理。在急性发作期应控制感染，合理使用抗生素。对卧床病人要及时采取排痰措施，以防阻塞气管，引起继发性感染。

秋季溃疡病不得不选的妙方

症状： 溃疡病

妙方： ① 重楼20克，鲜猪肚1只。在猪肚内塞入已用水浸透的重楼，扎紧猪肚两端，再加水及盐，用文火慢煲，最后倒出药渣，喝汤食肉。每隔4天用1剂，连食一个月左右。② 小羊羔肠适量。将小羊羔肠浸泡、洗净、翻开，用玉米粉外撒。翻转羊肠，放适量油盐煮食。每天3次，连食1个月。所用羊肠以6个月左右的绵羊或山羊的十二指肠为最佳。③ 韭菜白300克，鲜蜂蜜250克，鲜猪油200克。将韭菜白烤干研粉，鲜蜂蜜和鲜猪油拌匀成蜜油。每次服蜜油9克加韭菜白6克，每日3次，连用1周。此方治疗胃炎、胃溃疡等病，具有润护胃肠、增食欲、解便秘之效。

药理： 蚤休和猪肚成汤有消肿散瘀、清热愈疡之功效，可加速溃疡面愈合，对胃和十二指肠溃疡疗效显著。韭菜白、蜂蜜则具有润肠胃通便秘的功效，对胃溃疡有很好的疗效。

胃及十二指肠溃疡，统称溃疡病，是人们消化系统常见的疾病之一。据统计，10%～12%的人患过此病。随着秋季的到来，溃疡复发或合并消化道出血者明显增多，值得高度警惕。

秋冬季，由于寒冷的刺激，人体的自主神经功能发生紊乱，胃肠蠕动的正常规律被扰乱。人体新陈代谢增强，耗热量增多，胃液及各种消化液分泌增多，食欲改善，食量增加，必然会加重胃肠功能负担，影响溃疡的修复。

此外，气温下降可以引起胃肠黏膜血管收缩，致使胃肠黏膜缺血缺氧，营养供应减少，破坏了胃肠黏膜的防御屏障，对溃疡的修复不利，还可导致新溃疡的出现。在秋冬季节里，大多数人喜欢吃火锅、喝热粥等，这些会增加对胃黏膜的刺激，促使溃疡面扩大加深，使病情加重，如溃疡损伤血管就会引起消化道出血。

溃疡病人在秋冬季要特别注意自我保养，增强自我保健意识。溃疡病容易复发，因而专家主张对溃疡病进行维持治疗，尤其是有过多次复发者，应作为维持治疗的重点对象。同时注意日常生活中的保养，保持情绪稳定，避免负性情绪；注意劳逸结合，避免过度劳累；适当进行体育锻炼，改善胃肠血液供应；注意防寒保暖，尤其注意腹部保暖；坚持定时定量进餐，食物冷暖适宜，切忌暴食和酗酒，还要避免服用对胃肠黏膜刺激性大的食物和药物。

溃疡病的治疗与饮食习惯息息相关，注意日常饮食习惯是预防和治疗溃疡病的重要环节。患者在饮食上应注意做到以下几点：加强营养应选用易消化、含足够热量、蛋白质和维生素丰富的食物，如稀饭、细面条、软米饭、豆浆、鸡蛋、瘦肉、豆腐和豆制品等；富含维生素 A、维生素 B、维生素 C 的食物，如新鲜蔬菜和水果等。这些食物可以增强机体抵抗力，有助于修复受损的组织和促进溃疡愈合。泛酸多的患者应少喝牛奶。限制多渣食物，应避免吃油煎、油炸食物以及含粗纤维较多的芹菜、韭菜、豆芽、火腿、腊肉、鱼干及各种粗粮。这些食物不仅粗糙不易消化，而且还会引起胃液大量分泌，加重胃肠负担。但经过加工制成菜泥等易消化的食物可以食用。禁吃刺激胃酸分泌的食物，如肉汤、生葱、生蒜、浓缩果汁、咖啡、酒、浓茶等，以及过甜、过酸、过咸、过热、生、冷、硬等食物。甜食可增加胃酸分泌，刺激溃疡面，加重病情；过热食物刺激溃疡面，引起疼痛，致使溃疡面血管扩张而引起出血；辛辣食物刺激溃疡面，使胃酸分泌增加；过冷、过硬食物不易消化，会加重病情。另外，溃疡病人还应戒烟，因为烟草中的尼古丁可改变胃液的酸碱度，扰乱胃幽门正常活动，诱发或加重溃疡病。

烹调以蒸、煮、炖等法为佳。煎、炸、烟熏等烹制的菜不易消化，在胃内停留时间较长，影响溃疡面的愈合。制订合理的饮食计划，吃饭定时定量，细嚼慢咽，进食时少说话、不看书报、不看电视；保持思想松弛，精神愉快。在溃疡活动期，以进食流质或半流质、易消化、富有营养的食物为好。以前有学者为溃疡病人制订了少吃多餐制，以避免过饱或过饥。近年来研究认为，尽管进食可暂时缓解疼痛，但少食多餐会不断地刺激胃酸分泌，使其整日处在活跃状态，显然不利于溃疡病愈合。因此，除急性发作期并发出血、呕血时短期少食多餐外，平时应坚持一日三餐规律进食。

秋季慢性咽炎，三个妙方任你选

症状：咽炎

妙方：① 鲜鱼腥草 60 克，洗净捣烂，用米泔水 1 碗煮沸冲调，加适量白糖，每日 2 次，用于急性咽喉炎。② 生地黄 60 克，玉竹 60 克，桂枝 6 克。分 2 次煎服，每日 1 剂，用于慢性咽喉炎。③ 大蒜 2 只，捣烂后贴鱼院穴、大椎穴。此方可泻热清肺，用于治疗热上扰咽喉，咽喉肿痛。

药理：从病理学上讲，慢性咽炎分为慢性单纯性咽炎、慢性肥厚性咽炎、萎缩性及干燥性咽炎、慢性过敏性咽炎和慢性反流性咽炎数科。它是咽黏膜、黏膜下及淋巴组织的慢性炎症。本病在临床中常见，具有病程长、症状容易反复发作等特点，在秋季容易高发。以上三方可消炎清肺，适用于秋季上火引起的咽喉炎和咽喉肿痛。

秋季是咽炎多发季节，尤其中老年人患咽喉炎最常见，且随着秋季气候干燥会反复发作。患者患病后疼痛难忍，吞咽困难苦不堪言。

慢性咽炎为咽部黏膜、黏膜下及其淋巴组织的慢性炎症。其病因主要为急性咽炎的反复作用，鼻腔、鼻窦及鼻咽部炎性分泌物刺激，扁桃体慢性炎症直接蔓延，烟酒过度，粉尘、有害气体等的刺激及喜欢吃刺激性食物等。另外，某些全身疾病，如贫血、气管疾病、肝肾疾病等病人也易患该病。

慢性咽炎病人的症状多种多样。不同病人症状不尽相同，主要症状有咽干、咽部不适感、异物感、痒感、灼热感，还伴有咽部微痛、吞咽疼痛，急性发作期间咽痛可能较为剧烈。由于咽后壁常有较黏稠分泌物刺激，部分病人出现晨起刺激性咳嗽，早上起床及刷牙时尤其明显，并伴有恶心。

慢性咽炎一般不需要使用抗生素治疗，因为慢性咽炎并非细菌感染。然而在门诊，许多被确诊为慢性咽炎的病人坚决要求医生给予抗生素治疗，部分病人甚至自行到药房购买抗生素服用。这样滥用滥服抗生素有害而无益。因为滥用抗生素可能导致咽喉部正常菌群失调，引起二重感染。另外，每一种抗生素都有全身副作用。滥用抗生素可对人体造成危害；同时，滥用抗生素还会引起细菌耐药。

慢性咽炎的治疗主要针对病因，如戒烟戒酒，积极治疗急性咽炎及鼻腔、鼻窦、扁桃体的慢性炎症，改善工作和生活环境，避免粉尘及有害气体的刺激等。加强锻炼，增强体质，预防感冒。病人如有咽干、咽痛可选用一些含片，如华素片、草珊瑚含片、银黄含片、泰乐奇含片、西瓜霜含片等，以减轻或解除症状；也可选用各种中成药，如万应胶囊、清咽利喉颗粒、一清胶囊、十味龙胆花颗粒等。如果患慢性肥厚性咽炎，咽干、咽部异物感明显时，可采用分次激光、冷冻或电灼治疗。

需要注意的是，慢性咽炎极易反复，症状常发生在疲劳、受凉、烟酒过度、进食刺激性食物、气候突变及吸入寒冷空气后。这时病人咽干、咽痛较为剧烈，部分病人还有发热，检查常可见咽部黏膜急性充血、肿胀，血常规检查白细胞增高，中性粒细胞百分率增高。此时，可在医生指导下使用广谱抗生素治疗或根据药敏试验选用相应的抗生素治疗 3～5 天，急性症状消失后应马上停药；同时，病人需休息、多饮水及进食流汁饮食。

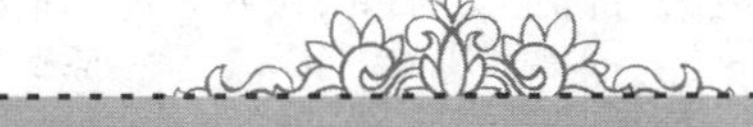

秋季哮喘，进补有效

症状：秋季哮喘

妙方：① 贝梨炖猪肺。猪肺250克，川贝母10克，雪梨2只，冰糖少许。将雪梨切成数块，猪肺切成片状，与川贝母一起放入砂锅内，加入适量的冰糖，清水慢熬煮至猪肺熟即可食用。可经常服食。② 桑贝百合鸭蛋。桑叶30克，川贝母5克，百合25克，鸭蛋2只。将桑叶水煮汁500毫升，入川贝母、百合，炖至百合熟后，打入鸭蛋，入调料，稍沸即可服用。连服一周左右。此外，治秋季哮喘还可服用萝卜炖蜂蜜、麻雀炖冰糖、老鸭炖冬草等。

药理：一到秋季，人体就容易处于缺水的状态，直接上火。再加上冷热空气交替频繁，变应原也比较多，这时应特别注意哮喘的发生。以上两个食疗方都具有清肺顺气的功效，对秋季慢性哮喘有非常好的疗效。

秋天清爽，可气候干燥。一到秋季，人体就容易处于缺水的状态，直接后果就是上火。再加上冷热空气交替频繁，变应原也比较多，这时应特别注意哮喘的发生。有哮喘史的患者，80%以上容易在秋季发病或复发，除了多运动健身、增强抵抗力外，及时增减衣物，注意多喝水，少吃刺激性食物，才能预防哮喘病症的发作。

秋季食物和空气中的致过敏物质大量增加，哮喘病发病率也随之明显上升，有哮喘病史的人应查出可能引起哮喘的致敏原因，尽量避免与致敏物质接触；同时，要加强营养，重视锻炼身体。尤其过敏性体质的人容易发病，因此调整饮食，营养均衡增强免疫力，尽量减少刺激性食物对病症的催发是最有效的预防办法。

秋季预防哮喘，首先饮食上宜清淡，少食刺激食物，不要吃太饱，太咸、太甜都不适宜，还要忌辛辣、忌生冷，吸烟、喝酒都会严重刺激患者本就脆弱的呼吸道黏膜。过敏性体质者更要少食异性蛋白类食物，多食植物性蛋白，如豆类及豆制品。还要多食蔬菜，多吃富含高蛋白质、维生素、微量元素的食物，如瘦肉、蛋类、鱼类以及水果、干果等。

饮食调理除了少些刺激之外，还要保证营养素的全面和均衡，特别应增加抗氧化营养素如β-胡萝卜素，维生素C、维生素E及微量元素硒等的摄入量。这些营养可以通过新鲜的蔬菜水果获得，另外海带、海蜇、大蒜中含量也较丰富。

经常食用菌类能提高身体的免疫功能，如香菇、蘑菇等含香菇多糖、蘑菇多糖，可以增强人体抵抗力，大大减少支气管哮喘的发作。

哮喘看似常见，可一旦发病，气喘如牛，痛苦不堪。目前治疗哮喘还没有特别有效的方法，所以预防工作一定要做到位，切忌多饮水，少刺激！

秋季肠胃病，妙方治疗不犹豫

症状：秋季肠胃病

妙方：① 以胡萝卜煮汤治小孩腹泻，甚为有效，汤头煮得浓些，进饭时加一些盐饮下。② 将红枣煮沸十五分钟，放入绿茶后稍煮片刻，取汁冲蜂蜜服用可治慢性痢疾。每天服两次。服药三天症状缓解，一周后痊愈。③ 用红糖 30 克，高度白酒 50 克，放碗内用火点着，边烧边搅，一直把碗中的糖溶化为止。稍凉喝下。拉肚子、肠炎一次见效，重者两次。

药理：每到秋季，人体受到冷空气的刺激，血液中的组胺酸增多，胃酸分泌增加，肠胃易发生痉挛性收缩，这是由于自身的抵抗力和对气候适应性下降所致。此外，由于气候转凉，人们的食欲随之旺盛，使肠胃功能的负担加重，导致胃病的复发。胡萝卜中含有丰富的黏胶及矿物质，这二者对因腹泻引起之失水与酸中毒，具有很好的补偿与中和作用。从中医的角度说，红糖性温、味甘、入脾，具有益气补血、健脾暖胃、缓中止痛、活血化瘀的作用。以上三方对肠胃病有很好的疗效。

常见的肠胃病主要有细菌性食物中毒、细菌性痢疾、大肠杆菌肠炎和冰箱性肠炎等。细菌性食物中毒是由于食用了被细菌及其毒素污染的食物引起的，临床表现为恶心、呕吐、腹痛、腹泻等，具有潜伏期短、来势凶猛、共同进食者多数人相继发病等特点。据统计，该病85%以上发生在6～9月。主要病因是食品在加工、运输、贮存、销售过程中卫生做得不到位，引起交叉污染。预防此病的关键是加强饮食卫生管理，防止食品污染，不吃生的、腐败的和未经煮熟的肉、鱼、虾、贝类等。

由痢疾杆菌引起的急性肠道传染病称为细菌性痢疾。主要是饮食、饮水受到污染所致，还可通过手、苍蝇接触食物而传播。菌痢潜伏期为1～2天，临床症状多种多样、轻重不一，通常起病急骤，先是畏寒发热、恶心呕吐，然后腹痛腹泻，里急后重。因此，出现上述症状者应及时就医，还要防止扩散蔓延。搞好饮食、饮水卫生和粪便管理，大力消灭苍蝇，不吃生、冷、不洁、腐败食物，是预防菌痢的根本措施。

大肠杆菌肠炎是由大肠杆菌感染而引起的急性肠炎。一般起病缓慢，主要表现为腹泻，每日3～5次，为黄色蛋花样便，量多，随病情发展可出现发热、呕吐、食欲缺乏、腹痛等症状，亦可出现黏液血便、里急后重等与菌痢相似的症状。预防该病要做好饮食、饮水卫生和粪便管理等。

冰箱性肠炎也称耶尔细菌肠炎，广泛存在于许多食物中，在－4℃以下的低温条件中生长繁殖，食用冰箱里被该菌污染了的食品就可能引起肠炎。因此，冰箱内的食品要生熟分开，进食前要烧熟煮透。

三个妙方，赶走气管炎

症状：气管炎

妙方：①芥菜籽10克，萝卜籽15克，橘皮10克，甘草10克。水煎服。②茄子根、红糖各适量。将茄子根洗净切碎，煎成汁，调入适量红糖。每次服50毫克，日服2或3次。10天为一个疗程，连服3个疗程。止咳化痰，效果很好。③ 海蜇 80 克，白萝卜 60 克。将海蜇漂洗净，白萝卜洗净切成丝，二味加水 3 碗，煎至一半。每日分两次服完，连续服用两周即愈。

药理：以上三方可润肺、止咳、平喘。有下气宽胸、燥湿化痰的功效，对治疗久咳、气管炎有特效。

气管炎是病毒或细菌感染，物理、化学刺激或过敏反应等对支气管黏膜损害所造成的炎症，常发生于寒冷季节或气温突然变化时。急性气管炎一般起病较急，病程短，多在 1～3 周好转，个别迁延不愈，演变成慢性气管炎。

秋季是气管炎的高发期。若对气候的变化较敏感，且适应性差，易因上呼吸道感染而发此病。因此要针对气管炎反复发作、迁延不愈的特点，积极配合治疗。秋季草枯叶落，空气中过敏物较多，这也是诱发气管炎的病因之一。故应避免与过敏源接触。另外，良好情绪能增强机体免疫力和抵抗力；还要注意改善居室环境，空气要流通，不要有烟尘污染。

气管炎急性发作时常有支气管黏膜纤毛上皮细胞的损伤和脱落，黏膜上皮和黏膜下层有炎症细胞的浸润。腺体分泌功能亢进，黏液腺明显增多。由于黏膜上皮的再生修复能力较强，故损伤不严重时尚易复原。但如反复发作，可引起黏膜上皮的局灶性增生和鳞状上皮化生，纤毛上皮细胞有同等程度损坏，纤毛变短，致参差不齐或稀疏脱落。支气管壁有各种炎性细胞浸润、充血、水肿和纤维增生。

气管黏膜发生溃疡，肉芽组织增生，严重者支气管平滑肌和弹性纤维也遭破坏。细支气管的软骨可发生不同程度的萎缩与变性，部分被结缔组织所取代，细支气管壁的支撑力明显减弱。黏液和炎症渗出物易在支气管内潴留，因而容易发生继发感染。

早期，常规通气功能检查可正常，但直径 < 2 毫米的小气道已有部分阻塞、陷闭，使闭合容量增高。病变进一步累及较大支气管时，可有气道阻力增加，常规通气功能如第一秒用力呼气量、最大通气量及用力呼气中段流量均轻度降低，

肺活量正常或轻度降低，残气量也可稍有增加，提示阻塞性通气功能障碍。上述功能改变经合理治疗尚能恢复。若并发阻塞性肺气肿，则残气量明显增高，肺总量也有增加，通气功能受到难以逆转的损害。

秋季补肾壮阳，男人的妙方

症状：肾虚

妙方：①海参粥。海参50克，粳米100克。将海参泡发，剖开腹部，挖去内肠，刮洗干净，切碎，加水煮烂。粳米淘洗干净，与海参一并放在砂锅内。加入清水，先用武火煮沸，再用文火煎熬20～30分钟，以米熟烂为度。加少许葱姜食盐调味，早晨空腹食用。有补肾益精、滋阴补血的作用，适用于肾虚阴亏所致的体质虚弱、腰膝酸软、失眠盗汗等。②枸杞猪腰粥。枸杞子10克，猪肾一个，粳米100克，葱姜食盐各少许，同煮成粥。③苁蓉羊腰粥。肉苁蓉10克，羊腰一个（去内膜，切碎），粳米100克，同煮成粥食用。

药理：在传统中医学中，肾脏属于五脏之一。海参粥用于治肾气虚弱、精血亏损、阳痿、早泄、遗精、尿频、面色无华、头晕耳鸣、腰膝酸软、疲倦乏力等症。枸杞猪腰粥有益肾阴、补肾阳、固精强腰的作用，适用于肾虚劳损、阴阳俱亏所致的腰脊疼痛、腰膝酸软、腿足萎弱、头晕耳鸣等。苁蓉羊腰粥则有补肾助阳、益精通便的作用，适用于中老年人肾阳虚衰所致的畏寒肢冷、腰膝冷痛、小便频数、夜间多尿、便秘等。

秋季是肾虚弱者的发病季节，男人经过了炎热的夏季，肾力消耗很大，进入秋季极易肾虚，直接表现就是肾力、精力、抵抗力下降，并由此引发夜尿频多、精力不济、腰酸足软、畏寒肢冷、易感冒、家庭生活质量下降等症状。故该适当地采取补肾壮阳之举措，强身补肾。

肾为先天之本，是人体生长发育的根源、脏腑机能活动的原动力，所谓肾虚是由肾中精气不足导致。因此，男人要补肾强肾，及时摆脱肾虚这个隐秘的痛。按照中医辨证施治的原则，就要在平衡人体生理结构的基础上，提高生精系统的机能，而男性的生精系统就是睾丸，也就是我们所说的外肾，而改变这一切，补肾壮阳无疑是科学、安全、有效、根本的方法之一。

有很多人会吃些具有补肾壮阳之效的食物，即食补，尽管食补可以起到调理的作用，却不能治病，所以肾虚症状明显的男性朋友，采用食补的方式未必会得到满意的效果。通过运动锻炼对阳痿早泄的恢复会有很大的帮助，可预防与治疗前列腺疾病、痔疮等，对性生活的强度有一定的提升。还有一种补肾壮阳的方法就是药补，而目前市场上有些补肾壮阳药因为含有动物激素或西药成分，副作用相当明显，结果吃得越多反而越虚。

秋季怎么补肾壮阳？除了食补、药补、运动，科学有规律的生活方式以及积极的心理调节也不可或缺，要持之以恒，切勿半途而废。

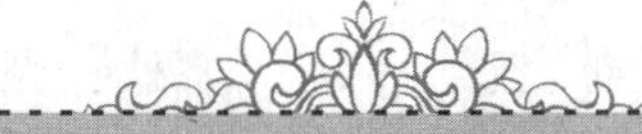

秋季易悲情，谨防抑郁症

症状： 秋季抑郁

妙方： ① 鲜虾仁、西芹、白果仁、杏仁、百合、盐、油、味精等。西芹切段或片，与白果仁、杏仁、百合等一同焯水；虾仁上浆，并放在油锅里过一下；取出后与西芹等一同炒制即成。② 水发香菇 75 克，豆腐 300 克，糖 10 克，酱油 20 毫升，味精 1 克，胡椒粉 0.5 克，料酒 8 毫升。豆腐切成 3.5 厘米长、2.5 厘米宽、0.5 厘米厚的长方条，香菇洗净去蒂。炒锅上火烧热油，逐步下豆腐，用文火煎至一面结硬壳呈金黄色；烹入料酒，下入香菇，放入所有调味品后加水，用旺火收汁、勾芡，翻动后出锅。

药理：秋季是阳消阴长的过渡阶段，草枯叶落，花木凋零，人也很容易触景生情，往往会出现凄凉、忧郁、悲秋等伤感情绪，因此在秋季要特别注意心理养生。所谓心理养生就是从精神上保持良好状态，以保障机体功能的正常发挥，以达到防病健身、延年益寿的目的。以上两方可清心养心，从而化解季节变化带来的心理疾病。

《红楼梦》第四十五回“风雨夕闷制风雨词”，写林黛玉喝了两口稀粥，仍歪在床上，不想“日未落时天就变了，淅淅沥沥下起雨来。秋霖脉脉，阴晴不定，那天渐渐的黄昏，且阴得沉黑，兼着那雨滴竹梢，更觉凄凉”，不觉心有所感，亦不禁发于章句，遂成《秋窗风雨夕》，头四句为：“秋花惨淡秋草黄，耿耿秋灯秋夜长；已觉秋霜秋不尽，那堪风雨助凄凉。”

这诗用现代语言可译为：秋天的花朵暗淡失色，秋天的草儿萎缩枯黄，秋天的灯光微弱昏暗，秋天的夜晚多么漫长；秋天的窗前一片萧瑟，已经使人感到无比寂寞，哪能受得了凄风苦雨增添的凄凉。过去，人们总认为悲秋是万物凋零，使人触景生情，引起垂暮、忧愁之感。于是“悲秋”也就很自然地成为古诗人抒情咏唱的一大基调，由此更加深了人们悲秋的观念。而今，科学发达了，特别是脑科学的发达，揭示人脑的深部有一个内分泌腺叫“松果体”，它对阳光非常敏感，通过神经纤维与眼睛相联系。夏季，强烈的阳光抑制了松果体的功能，使松果体激素分泌减少。立秋以后，北半球白天渐短，尤其在阴雨时节，天色暗淡，松果体开始分泌大量的松果体激素。

松果体激素能调节其他激素的分泌，重点是能抑制甲状腺素和肾上腺素的分泌。众所周知，甲状腺素能增强新陈代谢，促进机体发育，缺乏甲状腺素则食欲缺乏、反应迟钝。肾上腺素能促进心跳、升高血压、增加心排血量、升高血糖。这两种激素皆有助于思维活动的增强，使人精神振奋。若这两种激素在血中的浓度降低，就使大脑细胞的功能活动降低，抑制过程增强。于是，人就变得无精打采，善感之人更会愁肠满腹。

因此，我们认识了“悲秋”的主客观因素与客观原因，更要积极地调整自己的情绪，在秋季这一季节自然交替的过渡阶段，避免不良情绪影响身体健康。

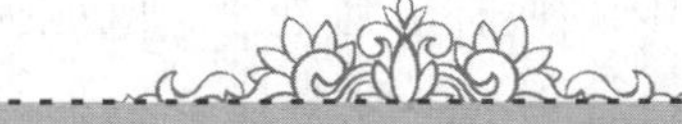

秋天要注意防治脑血栓

症状：脑血栓

妙方：① 丹参 12 克，玉竹 12 克，女贞子 12 克，生牡蛎 12 克，钩藤 12 克，竹茹 12 克，白芍 15 克，麦冬 9 克，茯神 9 克，柏子仁 9 克，知母 9 克，远志 6 克，石菖蒲 6 克，甘草 3 克。水煎服，每日 1 剂，日服 2 次。可滋阴潜阳，开窍化痰。② 钩藤 15 克（后下），牡蛎 30 克（先煎），生石决明 30 克，生川军 4.5 克（后下），枳实 12 克，茯苓 12 克，黄芩 9 克，天竺黄 9 克，丹皮 9 克，炒槐花 9 克。水煎服，每日 1 剂，日服 2 次。平肝化痰，泻实通腑。③ 黄芪 15 克，鸡血藤 20 克，丹参 15 克，黄精 15 克，海藻 12 克，玄参 15 克。水煎服，每日 1 剂，日服 2 次。可益气养阴、活血养荣、化痰软坚。

药理：脑血栓一般起病较缓慢，从发病到病情发展到高峰需要数十小时至数天。这种病常在睡眠中或安静休息时发生。一些病人往往睡前没有任何先兆症状，早晨醒来时发现偏瘫或失语。以上三方可以缓解休息时血压偏低、血流缓慢等症状，对头昏、肢体麻木无力及短暂性脑缺血发作等前驱症状有很好的疗效。

秋天为脑血栓发病率较高的季节，尤以清晨如厕时老人发病者为最多。其主要原因有三：一是秋季气候干燥，睡眠时体内水分消耗多；二是老年人血液黏度高，血管壁较硬较脆、弹性差；三是部分老年人肠蠕动功能差，大便干结，蹲厕时间长，周身血流不畅。有研究表明，日常巧补水，可在一定程度上防止脑血栓。

不渴也要喝水。秋燥耗伤阴津，导致皮肤干燥和体液大量丢失。按照医学要求，正常人体除三餐外，每天还需要另外补充1500毫升的水，这对中老年人来说尤为重要。如果中老年人能坚持每天主动饮用适量的水，对改善血液循环、防治心血管病大有裨益。

晨起喝杯淡盐水。清晨起床后喝杯低渗盐水，既能稀释血液，又能刺激胃肠蠕动，产生便意。配方是食盐0.5克左右加白开水250毫升。

睡前喝杯白开水。脑血栓的发病时间多在清晨至上午期间，说明血黏度增高同脑血栓的发生有一定关系。人的血液黏度在一天之中不停地变化着，并有一定的规律：在早晨4~8点血黏度最高，以后逐渐降低，至凌晨达到最低点，以后再逐渐回升，至早晨再次达到峰值。所以，人们在入睡前，特别是老年人，应喝约200毫升水。这样可以降低血黏度，维持血流通畅，防止血栓形成。

当然，脑血栓发生的原因是多方面的，除有效补水外，还应注意清晨如厕时可改蹲式为坐式，而且时间不宜过长。多食水果、蔬菜，以润肠通便。水果有苹果、香蕉和梨等，蔬菜有芹菜、韭菜和芋头等。另外，还应定期请医生进行预防性治疗。

百合银耳莲子粥，秋季养气不用愁

症状：气虚

妙方：百合20克，银耳40克，莲子15克，粳米80克，冰糖适量。将银耳洗净，用清水泡发；先煮莲子，再放入百合、银耳、粳米，煮沸后加入冰糖即成。

药理：百合性味甘微苦平，可润肺止咳、清心安神；银耳性味甘淡平，具润肺生津、提神养胃等功效，可改善干咳或咳嗽痰中带血。莲子性味甘涩平，可养心安神、健脾止泻。粳米性味甘平，可补中益气、健脾益胃、止烦止渴。

秋季养生要适应自然环境的变化，注意保养内守之阴气。立秋后，自然界阳气渐收，阴气渐长，气候也由热转凉，进入“阳消阴长”的过渡阶段。应特别注意“养护收藏”保养原则，调养秋燥症状，预防小感冒，也要注意情绪放松、小心忧郁。

虽然初秋湿热，但中秋后雨水渐少，天气干燥，通常是白天热、入夜凉，身体有不适症状，很容易伤风感冒，旧病也容易复发。

因此秋季养生要适应自然环境的变化，注意保养内守之阴气，以“养护收藏”为原则调养身心，“春夏养阳，秋冬养阴”，秋为转换时期，即将进入冬寒，应养精蓄锐，以应付来年春夏生长发育时期。

秋为“金”当令，而“金秋之时，燥气当令”，此时燥邪之气易侵犯人体，伤津耗液，而产生眼干、眼涩、口渴、口干、鼻燥、皮肤干燥等症状，也就是所谓的秋燥证，故秋季饮食应以润燥为原则。

许多食物具有滋阴润燥的功能，如芝麻、莲藕、蜂蜜、梨、柑橘、柿子、枇杷、杏仁等。也可以适辛多酸，酸味能收能涩，有健脾生津、收敛固涩的作用，如山楂、乌梅等。辛味能散能行，具有宣开发散、行气活血的作用，如所谓的五辛——葱、姜、蒜、韭、辣椒，以及胡椒、酒类等。

秋天瓜果多，瓜果虽有生津润燥功效，但性味偏寒凉，还是少吃为妙，以免损伤脾胃阳气。

秋风起，秋叶落，容易引起心中凄怆之感，特别是有忧郁倾向者，随着气候转凉而伤感、情绪不稳，可通过静坐、冥想、散步来放松心情、安神定志；而秋高气爽时节，也非常适合运动锻炼，随着天气渐凉，也可适当增加运动量，但全身出汗后，不要急于脱掉衣物，以避免感冒。也可登山游览，既可锻炼心肺功能，也可登高远眺，抛开忧愁。

秋季脱发，外洗内食帮你忙

症状： 秋季脱发

妙方： ① 食醋 150 毫升，加热水 200 毫升。趁热洗头，每日 1 次。常洗见效。② 桑白皮 120 克，水煎，去渣，以水洗发，治愈为止。桑白皮入肺经，甘辛敛涩，善泄湿气而敛营血，对男性脱发有良好的效果，能生新发，无副作用。③ 何首乌 30 克，白米 50 克，冰糖适量，做成米粥食用，长服有效。适用于脱发长久难愈。

药理： 秋季树木落叶、人落头发是一种自然生理现象，其原因是秋季较干燥，水分得不到及时补充，导致皮脂腺分泌减少，引起毛发干枯及脱落。另外，夏季过频洗头、紫外线照射等也会造成秋季脱发。在脱发相对增多的秋季，应注意头发的保养，否则会使脱发加重。

女性脱发一般为产后：由于怀孕时体内分泌出大量的女性荷尔蒙，所以头发有充足的成长激素。产后由于荷尔蒙分泌突然减少，头发自然而然就会大量脱落，不过这种现象在产后 6 个月左右就会恢复正常。另外，长期服用避孕丸的女性也会出现脱发现象，一旦停服，脱发症状可消失。频繁地烫发和漂染会对头发造成损害以致脱发。因此，不可烫发过频或滥用多种染发剂。

男性秃顶的主要原因就是体内的雄性激素分泌过于旺盛。皮脂腺主要受雄性激素的控制，如果雄性激素分泌过于旺盛，人体的背部、胸部，特别是面部、头顶部就会分泌出过多的油脂。当头顶的毛孔被油脂所堵塞，会使头发的营养供应发生障碍，最终导致逐渐脱发而成为秃顶。

男性脱发是世界性皮肤科问题，在美国男性脱发患者高达 500 万，其中 95%

以上属于男性型脱发，这些人群中有 70%～80%可发现家族遗传史。在我国年均发病率大概 25%，35～50 岁为发病高峰期。

防治脱发，日常维护不可缺。关于头发的保养，因精神压抑、焦虑不安导致脱发的病例很多，压抑的程度越深，脱发的速度就越快。应经常进行深呼吸、散步、做松弛体操等，以消除精神疲劳；同时，应保证充足的睡眠，睡前用热水泡脚不仅可帮助入睡，同时也有利于头发的养护。

另外，应多吃一些含铁、钙、锌等矿物质的食品和维生素 A、维生素 B、维生素 C 以及蛋白质较多的食品，少食油腻和辛辣等带有刺激性的食品。如果常食黑小豆、玉米等含植物蛋白较高的食物以及莴笋、卷心菜、花菜等富含维生素 E 的蔬菜，补以瘦猪肉、鸡蛋、鱼虾、核桃、芝麻等食物，可防止头发分叉、干瘪、痿枯等。另据介绍，要使额头头发稠密，就应多吃新鲜水果、蔬菜，如胡萝卜、洋葱、桑葚、苹果、梨、杏、猕猴桃、西瓜、甜瓜等。要使头顶端头发稠密，宜少吃脂肪类食物。

日常的头发清洁维护也必不可少。洗头时可在水中滴几滴醋或放少许盐。洗头的水不宜太热或太冷，洗头间隔时间延长。有人一感觉脱发多就频繁洗头，结果适得其反，头洗得越勤，头发就掉得越多。秋季应该尽量减少洗头的次数，一般每周洗 1～2 次就足够了。洗发水不要像夏天那样使用去油脂和去头屑的类型；尽量少用碱性大的香皂洗头；要多用护发素；还可间断性地使用些啤酒或在水中适当加点食盐和醋洗头，这样可预防和减少脱发。晚上临睡前用梳子将头发梳 100 下，这样既可促进头皮的血液循环，又可将头发上黏附的尘垢刷掉，有利于生发、固发和增加头发的光泽。

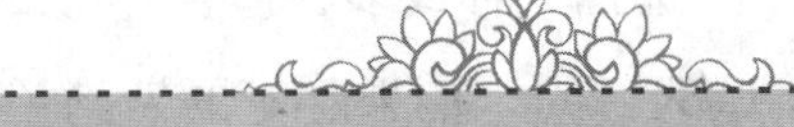

秋来好瘦身，海带有奇效

症状：肥胖

妙方：水发海带 200 克。蒜泥 10 克，醋 15 克，酱油 10 克，盐 0.5 克，味精 0.2 克，香油 3 毫升。把涨发好的海带洗净，切成细丝，加清水煮透煮软后加调味品拌匀即可。坚持食用，效果逐渐明显。

药理：海带含有大量的碘，这种矿物质有助于身体内甲状腺机能的提升，对于热量消耗及身体的新陈代谢有很大帮助，进而达到减重及控制体重的目的。除了碘以外，钾也是对于消除身体浮肉很有帮助的矿物质。钾可以帮助平衡身体内的钠，如果身体内的钾太少，造成身体内的钠钾平衡失调，多余的钠会把水分流住，造成细胞水肿，使得体重下不来浮肉更明显。但是如果身体摄取钾离子量足够，钠离子就不会把多余的水分留住。所以钾离子可帮助身体多余水分的代谢，消除水肿，改善浮肉修饰曲线。海藻类就含有这些矿物质而对瘦身有帮助。

海藻类的食物中含大量的维生素及矿物质，尤其是碘、钙、镁、铁、钾、钠等矿物质，对于重视健康美，尤其是对于想甩掉身上的赘肉及改善下半身曲线的女性朋友们，海藻类食物多食有益！

除了海带以外还有许多海藻类食物都可以选择，比如昆布（比海带还大片点的藻类）、红藻、绿藻、蓝藻、褐藻等，市面上有贩售这些藻类的浓缩片或浓缩液，也可购买天然的海带回家自己料理，不过烹调时要切记，尽可能采用清蒸或水煮等少盐、少糖、少油的方式料理，才不至于失去原有的瘦身目的。除此之外饮食也要尽可能均衡摄取，不可过分偏食，才不会矫枉过正。

瘦身方法多种多样，甚至千奇百怪、令人咋舌，可是最经典也最经得住考验的方法还是“节食加运动”。所谓“节食”，就是控制自己的进食量，减少身体里多余的热量；所谓“运动”，就是选择一种或多种适合自己的健身方法，长期坚持，以达到增强体质、健美体型的目的。如果你真的做到了适当节食与合理运动，再加上海带妙方，那么打造一个好身材就指日可待了。

注意！节食不是饿肚子。很多人尤其是年轻女孩子靠突击“绝食”来减肥，实在是一种误区。很多人的体验都证明，其实一日三餐只要吃八分饱就能基本保证一天的体能消耗，而且还不会长胖。当然要根据自己每天的运动量来决定食物的摄入，同时对额外的零食、甜点说“不”，少吃或不吃，你就能拒绝多余的热量了。节食的意义很丰富，它也包括饮食的平衡，鱼、肉、蛋、菜、水果都要适量地吃，确保营养全面，才不至于节食节到面黄肌瘦或营养不良。

运动方式也要选择适合自己的。跑步、快走、打拳、拉丁舞、瑜伽等都是很好的健身方法，甚至在家做家务也是在进行健身。但要做到有效减少脂肪，就要保证运动时间，起码运动 30 分钟以上才能达到燃烧热量、减去多余脂肪的功效。不妨坚持做到“三、五、七”。“三”即每次运动坚持 30 分钟以上；“五”即每周锻炼不少于五次；“七”即运动后心跳数最好达到“170 减去本人年龄数”。

再好的瘦身方法和瘦身妙方，三天打鱼两天晒网都是没有效果的。瘦身需要坚持坚持再坚持!

进入秋季，谨防关节肿痛

症状：关节肿痛

妙方：① 干地黄 95 克，当归 3 克，白金条（即人角枫）须根 5 克，刺三甲 5 克。将上述几种药切成薄片，加水 800～1000 毫升，煮约 1 小时，2 次温服，隔日 1 剂。对各类关节炎有效。② 鲜三白草 1000 克，鲜皂角刺 250 克。将砂锅置火炉上，放药加水适量，煮沸后即直接熏蒸局部，或用多层纱布覆盖以助熏蒸。治疗时炉火保持适度。1 日熏蒸 2 次，每次 30～60 分钟。如疼痛剧烈，治疗时间可适当延长。③ 红辣椒 30 个，老姜 100 克（切碎或打细），胡椒 90 粒，花椒 20 粒，用白酒浸泡（浸泡时间：腊月一个月，七八月份 10 天，其他时间 20 天）。用布条蘸药酒擦患处，每次只能擦一个部位，一般只需 2～3 天，严重的 7–8 天会有所缓解。涂抹后患处会发热，只能用手轻拍退热，决不能用手抓、抠。此方主治风湿麻木、关节炎、凉痛；肩周炎、类风湿、骨质增生者禁用。

药理：关节疼痛病因众多，除最常见退变导致的骨关节炎外，还可能与身体的一些其他疾病有关。以上三方对风湿、类风湿性关节炎，肿瘤、肺结核、某些血液病及急性传染性疾病引起的关节肿痛有很好的疗效。

进入秋季，随着季节交替、气温逐渐降低，关节疼痛开始侵扰人们，给人们的生活、工作带来诸多不便，其罪魁祸首就是关节炎。为何天气变冷会引起关节疼痛发作呢？因为寒冷（特别是持续受凉和巨大的温度反差）可导致肌肉和血管收缩，从而引起关节疼痛。所以在气象要素变化剧烈的秋冬过渡季节，关节疼痛的患者明显增多。

日常生活中如何应对关节疼痛？第一，应注意受累关节的保暖，如热水袋热敷等。第二，急性疼痛期要适当减少关节的活动，如减少走路、跑步和登山、爬楼，让关节得到充分休息，以利于关节的修复。第三，可短暂服用一些非甾体类抗炎镇痛药物或局部使用消炎止痛膏药等缓解症状。第四，如果通过以上方法仍然不能奏效，则一定要及时到医院就诊，接受系统的治疗。

骨关节炎是一种常见的慢性疾病，其早期症状主要表现为关节局部肿痛；晚期多会造成关节畸形。早期疼痛往往并不严重，患病关节往往仅表现为酸适或轻度疼痛，遇天气变化或劳累后，症状加重，休息后减轻，此期关节活动一般不受限制，易被患者忽视而延误就诊。随着病情的发展，关节发生肿胀；到了晚期，由于关节周围肌肉的保护性痉挛和关节结构被破坏，可导致关节功能部分或全部丧失，出现晨僵、活动不灵活、骨刺的形成等症状。

骨关节炎重在预防，以延缓疾病的进一步发展。从年轻起就应多注意关节的保健，保持正常体重，避免肥胖；防止过度疲劳，避免让关节经受长期压力；改变过量饮酒等不良生活习惯，减少患骨关节炎的危险。从饮食、运动等多方面着手综合调养，不但可减轻罹患退化性关节炎的概率，而且可以延缓关节的退化。

通常可采用的保健方法包括三方面内容，即体育锻炼、止痛和控制体重。其中，适当运动对控制病情发展尤其重要。可选择冲击力小的温和运动，如散步、打太极拳、原地活动腰髋或四肢等。根据自身情况，不能一次做完的活动可分阶段完成。如果条件受限（如不能到户外活动）或体重超重的患者，也可在室内通过变换体位、伸腰侧身、抬腿举手等方式，使全身关节得到活动，从而达到缓解肢体和关节僵硬的目的；运动要注意循序渐进，选择一些娱乐性强的活动，运动方式也可多样化，只要能使全身及四肢“动起来”就好。

秋季谨防皮肤感染

症状：皮肤感染

妙方：马齿苋去根，洗净，晾干，放入石臼内捣成糊状，放入青黛调匀，贴于患处。治疗时 40 分钟换药一次，连续 9 次。此方治疗皮肤感染会愈合得很快，适用于皮肤感染溃烂或生痈、疖等。

药理：马齿苋为药食两用植物。全草供药用，有清热利湿、解毒消肿、消炎、止渴、利尿的作用。种子可明目。现代研究，马齿苋还含有丰富的 SL3 脂肪酸及维生素 A 样物质：SL3 脂肪酸是形成细胞膜，尤其是脑细胞膜与眼细胞膜所必需的物质；维生素 A 样物质能维持上皮组织如皮肤、角膜及结合膜的正常机能，参与视紫质的合成，增强视网膜感光性能，也参与体内许多氧化过程。马齿苋捣碎后对皮肤感染溃烂有很好的疗效。

秋季皮肤易被病源寄生虫和蚊虫叮咬，出现红肿且奇痒，搔抓后可继发细菌感染，出现脓疱疮（疹）等。所以被蚊虫叮咬之后切不可搔抓，可涂抹风油精、清凉油等消肿止痒。

由于秋季气候比较干燥、早晚温差大，人体的皮肤容易被细菌、病毒等一些微生物的感染。这些微生物进入人体后，会引起某些过敏反应，出现皮炎、湿疹、皮肤瘙痒症、皮肤顽癣、痤疮、水痘等病状。

在气候多变的秋季，一要注意皮肤的湿润和清洁；二要注意皮肤的防护。特别是反复发作的疑难皮肤病患者以及长期服用激素类药物、停药后出现反弹的皮肤病患者，一定要注意保养好身体，提高机体的抗病能力。此外，皮肤病的发病与季节和日常生活有着密切的关系，换季时要注意保暖，因为感冒发烧时人体抵抗力较低，易诱发多种皮肤病；同时，要注意合理休息，不要熬夜，在饮食上应注重补充维生素和水分。

秋季邪风入侵，警防面瘫

症状：面瘫

妙方：① 巴豆研细，放铝壶或玻璃瓶中，加入75%乙醇(酒精)或好烧酒500毫升，炖热外用。外熏面瘫之手掌心劳宫穴，每次1～2小时，重者可治疗4小时，每日1次，5次为1疗程。该方温经、祛痰、通络。主治面神经麻痹。② 选用药浴疗法时，可用薄荷、艾叶、荆芥、前胡各15克，加水1500毫升煎煮，药水煎沸后用布遮盖头面部，让热气熏患侧面部十分钟左右，以汗出为度，待水降温后再用药水洗患侧头面部3分钟，每晚睡前1次。③ 用荆芥穗6克，杭菊花4.5克，川芎6克，明天麻4.5克，香白芷4.5克，霜桑叶12克。上药与鸡蛋2个同煮，蛋熟去壳，再与药同煮，令药入里，用热鸡蛋热熨患处，稍凉即换，以达到祛风止痉、治疗面瘫。

药理：中医认为，“风为百病之长”，秋季气候变幻莫测，忽风忽雨，忽冷忽热。当气温骤降之时，以上三方对秋季风寒之邪乘虚侵袭面部神经而发生“面瘫”有很好的疗效，尤其对缓解神经僵硬痉挛麻痹有奇效。

面瘫主要表现为口眼歪斜，尤其是患侧闭眼无力，即“周围性面神经麻痹”。此病好发于20~50岁，且男性多于女性，近年该病发病率呈上升趋势。面神经来自人体脑干，这支较细的神经在到达面部之前必须穿过几支动脉间隙以及颞骨岩部的一条小管道，这种结构特点决定了面神经的命运多舛。如果面神经因受寒冷刺激或病毒感染而引起急性非化脓性炎症，就容易发生面瘫。

一旦患了面瘫，不要着急、害怕，应及时就医。中医药治疗该病具有明显优势，可采用“针、灸、药、罐”四位一体疗法，根据不同病人的自身情况，进行有机组合，以通经脉、调气血，使阴阳归于相对平衡，使脏腑功能趋于调和，标本兼治，从而达到防治疾病的目的。在治病的同时增强患者自身抵抗力，缩短治疗时间，病情较轻者，一次治疗即能见效，一般一个月左右即可达到满意疗效。

秋天是丰收的季节，蔬菜水果丰富，多吃蔬果对增强体质、提高抗病能力也是十分有益的。当然，更重要的一点是，不要只图凉爽，警惕风寒邪气对面部的袭击，从而达到预防面瘫的目的。

秋凉导致心律失常，中医有妙方

症状：心律失常

妙方：①黄芪10克，党参12克，白术9克，炙甘草6克，当归、熟地、丹参各10克，酸枣仁6克，茯苓9克，茯神、五味子各6克。水煎服，日1剂，分2次服。若心烦少寐、口干，加麦冬、生地、玉竹；若心脉不畅、脉结代、心动悸者，用炙甘草汤；若善惊易恐，加石菖蒲、炙远志、合欢花、龙齿；若胸闷、胸痛，加广郁金、参三七、红花。本方益气养血安神，适用于气血两虚所致的心律失常，主要症状如：心悸、头晕、失眠、气短、肢倦、食少、苔薄白、舌质淡、脉细无力并叁伍不调。② 当归、生姜各 75 克，羊瘦肉 1000 克，大料、桂皮少许。文火焖至肉烂熟，去药渣，食肉服汤，每次适量。此方对于心动过缓、病窦、传导阻滞者效果好。③ 竹沥半夏 12 克，胆南星 6 克，天竺黄 9 克，竹茹、川连各 10 克，山豆根 12 克，石菖蒲、朱茯神、炙远志各 9 克。水煎服，日 1 剂，分 2 次服。若气短，加太子参；若舌红少津，加沙参、麦冬、生地；若痰多，酌加常山；若尿量少，加茵陈。本方清热化痰宁心，适用于秋季痰多扰心所致的心律失常，主要症状如：心悸时作、受惊易发、胸闷、痰多稠黏、梦多纷纭、口干、口苦等。

药理：中医病理认为，若久患胸痹、心痛、脘闷、咳喘、心痹等病，皆可致阳气亏虚心脉失于温运，阴血不足，心脉失去络荣而为病，从而发生迟、数、促、结、代，甚至更严重的绝脉等病脉，这些脉象均可反映出心律失常。以上三方可益气养血安神，用于秋季痰多扰心、气血两虚引起的心律失常。

一场秋雨之后，气温骤降不少，一些人出现了心慌、气短、胸闷、呼吸不畅、眩晕的症状，常被认为是天气骤冷后的正常生理反应，许多人往往忍一忍便过去了。但此时，血管疾病最易乘冷发作，其中有一种常见病往往被人所忽视，那就是心律失常。

心律失常多数人都可能发生过，只不过有的症状轻，有的症状重；有的持续时间短，有的持续时间长；有的偶尔发生，有的经常发生而已。若症状轻、持续时间短、偶尔发生，对健康可能毫无影响；但若症状重、持续时间长、经常发生，可能就会危及生命。

正常心脏如果受到寒冷、疲劳，或因喝浓茶、烟酒刺激以及情绪激动等，常可出现心律失常。严重高血压、低血钙，可使心肌收缩力减弱，产生室内传导阻滞而导致心搏骤停。严重低血钾可引起室性心律失常而导致心室颤动。严重酸中毒可直接抑制心肌而使收缩无力，并对儿茶酚胺的反应性降低，导致心搏骤停。

此外，患有风湿性心脏病、冠心病、肺心病、高血压性心脏病、先天性心脏病、心肌炎后遗症等也容易发生心律失常。

心律失常有窦性心律失常、冲动起源异常(异位性心律失常)和传导障碍三种表现形式。窦性心律失常：正常人从窦房结产生的冲动频率为60～100次/分。当频率小于60次/分，称为窦性心动过缓，大于100次/分，则称为窦性心动过速。若冲动不规则，称为窦性心律不齐。若冲动的产生有短暂或较长时间的停止，称为窦性停搏。冲动起源异常：因为窦房结的起搏功能受抑制，或其周围组织发生传导障碍，或窦房结以下的异位兴奋点自律性增高，都可引起期前收缩或心动过速。传导障碍：当心脏冲动传导的顺序或时间发生变化时，称为传导障碍。病理性传导阻滞，是由于心脏某一部分对冲动不能正常传导或传导时间延长所致。传导阻滞可发生在心房内、房室交界区、心室内、束支内、窦房结周围或窦房结与心房之间。

除了规范治疗外，还应该养成良好的饮食习惯和作息习惯，避免熬夜，保证睡眠，加强适当的体育锻炼，减少剧烈运动。此外，要避免感冒发热，这是因为当全身动脉血氧饱和度下降，心脏在相对缺氧的情况下进行工作时易诱发心律失常。

秋凉到来，女性更年期的妙方

症状：更年期综合征

妙方：①酸枣仁30克，生地黄30克，大米100克。此方补阴清热。适应改善更年期五心烦热、面热汗出、耳鸣腰酸、烦闷易怒、口苦尿黄、多梦便干等症状。②大虾米10个，小米100克，盐、味精、麻油、葱末各适量。将虾米切成小丁，小米淘净，共煮粥，加调料即成。每日1次。补脾益肾。此方适应改善更年期经量较多，或崩中暴下，经血色淡或有块，腰膝酸软，形寒肢冷，便溏，纳呆腹胀等症。③将韭菜洗净，用干净纱布包好，榨取汁液，临服时加点白糖。

每日 2 次，每次 5～10 毫升。此方有温养寒宫的功效。适应改善更年期形寒肢冷、面色酰白、精神萎靡、腰膝酸冷、经血量少、色淡而清、夜尿多等症。

药理：更年期综合征的发生是妇女在绝经前后，肾气逐渐衰竭，冲任亏虚，精血不足，天癸渐绝，月经将断而至绝经所出现的生理变化。以上三方对于治疗女性由于体质或精神因素以及其他因素的影响，一时不能适应这些生理变化，导致的阴阳失衡、脏腑气血功能失调而出现的一系列脏腑功能紊乱的证候。

由于社会节奏越来越快，工作压力越来越大，不少女性有更年期提前的趋势。更年期是每个女人必经的阶段，虽无法避免但可以运用有效的方法将它的症状降到最低，保持良好的心态是一个至关重要的因素。遇事时，更年期的女性切不可烦躁不安，应保持冷静。更年期是每个女性经历最严重的一个阶段，由于身体内雌性激素分泌的减少，会使原本温柔贤惠的女性变得脾气暴躁，容易发脾气。尤其是秋季变化急促，令人心绪烦躁，更容易激起更年期综合征的发生。

更年期综合征在我国也是很常见的一种疾病，但如何调理是患者比较关心的一个问题。对于更年期综合征的调理，也表现在生活应有规律，注意劳逸结合，保证充足的睡眠，但不宜过多卧床休息。身体尚好时应主动从事力所能及的工作和家务，或参加一些有益的文体活动和社会活动，如练气功和太极拳等，以丰富精神生活，增强身体素质，保持和谐的性生活。

患者首先要明确，更年期是一个正常的生理变化过程，可持续几个月甚至几年，因此出现一些症状是不可避免的，不必过分焦虑，要解除思想负担，保持豁达、乐观的情绪。多参加一些娱乐活动，以丰富生活乐趣。注意改进人际关系，及时疏导新发生的心理障碍，以保持精神愉快，稳定情绪。因此，大家一定要做好更年期综合征的调理。

饮食方面应适当限制高脂肪食物及糖类食物，少吃盐，不吸烟，不喝酒，多食富含蛋白质的食物及瓜果蔬菜等。对于更年期综合征怎么调理这一问题，大家一定要特别重视。女性更年期还容易出现肝肾阴亏、头晕腰酸、手足心热、烦躁不安、心悸失眠、月经紊乱等，医生建议可以选用一些纯天然的缩阴产品进行调理，以恢复阴道弹性，调整内分泌，保养卵巢。以上三个食疗方可以有效地缓解更年期综合症的个别征状，若每天保持良好的心态则会事半功倍。

秋季高血压，食疗不可缺

症状：秋季高血压

妙方：海虾300克，百合（干）100克，白果（干）50克，大葱15克，姜15克，鸡蛋清40克，淀粉（豌豆）10克，盐2克，味精2克，料酒5毫升，植物油20毫升。虾去头、皮、尾，挑去沙线，斜刀切成片；白果用水发好备用；百合掰开，用水洗净同白果一起用沸水焯出。热勺中加植物油烧温，放入虾仁划出；留底油放入葱姜烹出香味，再放入百合、白果、少许高汤调味，用水淀粉勾稀芡，放入虾仁翻炒，淋明油即成。

药理：虾中含有丰富的镁，能很好地保护心血管系统，虾肉还有补肾壮阳、化瘀解毒、通络止痛、开胃化痰等功效。百合有良好的营养滋补之功，特别是对病后体弱、神经衰弱等症大有裨益。银杏中的黄铜甙、苦内脂对脑血栓、阿尔滋海默病、高血压、冠心病、动脉硬化、脑功能减退等病有特殊的预防和治疗效果，还具有敛肺定喘、燥湿止带、益肾固精、镇咳解毒等功效。严禁食用海虾的同时服用大量维生素C。虾不宜与猪肉同食。忌与狗肉、鸡肉、獐肉、鹿肉、南瓜同食。糖、果汁与虾相克，同食会腹泻。白果忌与鳗鱼同食。

秋天到了，高血压患者要时刻注意自己的身体，各项活动要量力而行。其实秋天本身就是高血压病、冠心病、心肌梗死等病的高发季节。气温降低，早晚温差很大，这样就使得人血管收缩加强。对于老年患者来说，极易诱发高血压、冠心病等心脑血管疾病，而已患有此类疾病者也相对易发病。所以，在早晚温差大风大且寒冷的时候，老年患者最好暂停锻炼，尽量不要出门，户外锻炼以午后日暖时为宜。

夏天天气炎热，脑血管舒张，血压急剧升高的情况会减少，而到了秋天天气转凉，脑血管收缩，血压会随之升高，此时应及时调整降压药的剂量，控制好血压，减少脑卒中的概率。另外，因为秋天天气变得干燥，早晚温差大，早晨的温度低，使血管收缩，造成血压升高，所以有些病人会感到头晕。另外，不要在秋季停服改善心脑血管的药物，如阿司匹林。

天气逐渐转凉，适当做些运动会对调节血压有好处。但高血压患者一定不要做剧烈的运动，如跑步、登山等容易使血压骤然升高，会引发脑出血。可以选择散步、打太极拳等比较温和的运动，既能锻炼身体调节血压，又没有危险。

秋季高血压患者要预防流鼻血。高血压引起的鼻出血，约占鼻出血病人的40%。而秋季更是中老年人鼻出血的多发季节，这是因为中老年人血管逐渐老化，鼻黏膜中小动脉肌层弹性较差。秋季气候干燥，原本分泌减少的老年鼻腔就显得更为干燥，加上外力如鼻干时用手揉鼻部、挖鼻孔等，容易引起鼻出血。高血压病人鼻出血预示血压不稳定，要引起高度警惕，因为这往往是中风的一种征兆。高血压伴鼻出血的中老年人应加强自我保健，在秋季应注意以下几点：按医嘱服药；要保持心情开朗，情绪安定；饮食要平衡，除米面、豆类外，要多吃新鲜蔬菜和富含维生素C、钾、镁的水果。

在秋冬两季，高血压患者要随时关注自己的血压高低，最好能做到每天测量血压。防患于未然，做到万无一失。

秋季易胃胀，就用黄连水

症状：胃胀

妙方：黄连泡水，每日饮三杯，宜饭后两小时饮用。

药理：在病理情况下，当胃、十二指肠存在炎症、反流、肿瘤或胃液、十二指肠液成分发生改变时，就会使胃的排空延缓，食物不断对胃壁产生压力；同时，食物在胃内过度发酵后产生大量气体，使胃内压力进一步增高，因而就出现了上腹部的饱胀、压迫感，即胃胀。胃炎与肠炎的致病因素主要是幽门螺杆菌，而黄连可杀死病菌。

每到秋季，很多人容易胃胀打嗝，以为得了胃病，去医院检查后却什么病也没发现，虚惊一场之后继续被胃胀打嗝折磨。养生专家表示，胃胀打嗝虽然在各个季节都可发生，发病原因也多种多样，但是在秋季却是最为常见的。秋季胃胀一般常见于初秋。秋天虽然到了，可是暑热难消，季节变化不很明显，不少人在穿衣、吃饭和睡觉时依然按照夏季的习惯，不免受凉而导致胃胀。

中医学在很早以前就对胃胀有了记载。在《灵枢·胀论》篇中，形象地描述了胃胀病的特点："夫胀者，皆在于脏腑之外，排脏腑，扩胸胁，胀皮肤，故名曰胀。"胃的生理功能主要是暂时储存食物和消化食物。食物由胃进入小肠的过程称为胃的排空。一般在食物入胃后5分钟就开始有部分被排入十二指肠。不同的食物排空的速度不同，混合食物由胃完全排空通常需要4~6小时。胃的排空主要取决于幽门两侧（胃内和十二指肠内）的压力差。食物在胃的排空过程中引起胃运动，从而产生胃内压。当胃内压大于十二指肠内压时，食物即可由胃排出而进入十二指肠；反之，若十二指肠内容物对胃运动产生抑制，则减慢胃的排空。在病理情况下，当胃、十二指肠存在炎症、反流、肿瘤或胃液、十二指肠液成分发生改变时，就会使胃的排空延缓，此时食物会不断对胃壁产生压力；同时，食物在胃内过度发酵后会产生大量气体，使胃内压力进一步增高，因而就出现了上腹部的饱胀、压迫感，即胃胀。从中医理论来讲，胃胀的产生主要是由于各种病因影响到胃腑，使胃气不能正常和降，气机停滞于胃脘而形成的。

现代医学表明，胃炎与肠炎的致病因素主要是幽门螺杆菌。幽门螺杆菌的传染力很强，可通过手、不洁食物、不洁餐具等途径传染。幽门螺杆菌进入胃后，借助菌体一侧的鞭毛提供的动力穿过黏液层。研究表明，幽门螺杆菌在黏稠的环境下具有极强的运动能力，所以，强动力性是幽门螺杆菌致病的重要因素。幽门螺杆菌到达上皮表面后，通过黏附素，牢牢地与上皮细胞连接在一起，避免随食物一起被胃排空，并分泌过氧化物歧化酶（SOD）和过氧化氢酶，以保护其自身不受中性粒细胞的杀伤。幽门螺杆菌富含尿素酶，通过尿素酶水解尿素产生氨，在菌体周围形成“氨云”保护层，以抵抗胃酸的杀灭作用。正常情况下，胃壁有一系列完善的自我保护机制（胃酸、蛋白酶的分泌功能，不溶性与可溶性黏液层的保护作用，有规律的运动等），能抵御经口而入的千百种微生物的侵袭。自从在胃黏膜上皮细胞表面发现了幽门螺杆菌以后，才认识到幽门螺杆菌几乎是能够突破这一天然屏障的唯一元凶。

如何杀灭幽门螺杆菌呢？具体做法是取甘草 10 克，开水泡 20 分钟后，再加 2 勺蜂蜜，搅拌后，于饭前一小时喝下。每日 3 次，连服 4 周。其药理在于，甘草与蜂蜜都有杀菌作用，能杀死幽门螺杆菌，尤其是对已经具有常规抗生素耐药的幽门螺杆菌。蜂蜜有调脾养胃的作用，能有效修复胃黏膜。

黄连泡水能很好地杀死幽门螺杆菌，但许多朋友受不了黄连的苦，殊不知苦尽甜来，不如静下心来体会它的苦。

要把胃胀治好，就要注意良好饮食习惯，如定时定量、少食多餐、细嚼慢咽等。要忌食烟熏、腌制食物，因为这类含亚硝胺的腌制食品具有致癌作用，在幽门螺杆菌阳性的作用下致癌作用会更甚。

第四章

冬季养生妙方

冬季皮肤保养，女性爱美定要看

症状：皮肤干燥

妙方：① 用水保养皮肤。用冷、热水交替洗脸。先用温水湿敷，后用冷水擦脸，这有助于减轻面部皮肤对低温的敏感性；洗脸时要少用香皂，尽可能用洗面奶。洗澡水温应控制在38℃左右，这既有利减轻皮肤瘙痒症，又不容易洗去皮肤上的一些有用物质如皮脂；洗澡时可在水里加入少量的醋，以减轻碱性物质对皮肤的损害。② 善用护肤手段。洗过脸后，搽用一些含油脂多的护肤化妆品，并按摩数分钟，以恢复由于冷空气刺激而变弱的皮肤弹性。做水果面膜是冬季润肤的好方法，选用含维生素C较丰富的苹果、梨、香蕉作为面膜材料，每星期进行1～2次，每次以20分钟左右为宜。③ 饮食保养皮肤。多喝水是保持皮肤润滑柔软的首要前提。喝水量以每天8杯左右为宜。日常饮食应多吃各种蔬菜、鲜奶、鸡蛋、植物油等，这些食品中含有许多有利于皮肤保健的维生素。除此之外，还必须摄入一些矿物质，如镁、钾等，这些矿物质可消除疲劳、帮助消化、促进血液循环，从而有利于美容。

药理：冬季保养皮肤要正确对待日常洗浴、穿衣和化妆品的使用等细节，同时要注意维生素的补充。养成良好的保养和饮食习惯，好皮肤轻而易得。以上三方分别从用水保养、护肤手段和饮食保养三个角度出发，能有效缓解冬季皮肤干燥，不仅有利于美容，而且还可以消除疲劳、帮助消化和促进血液循环等。

随着冬季的到来，气候渐显干燥，肌肤在夏天时受到的伤害此时会显现出来，肌肤表面容易干燥，缺乏弹性，显得暗淡并变得异常脆弱。因此，在冬季深度且长效的皮肤保养是必需的。

先从洗浴说起。大多数人认为皮肤在水里多泡一泡就会吸收水分保持滋润，殊不知冬季洗浴不当对皮肤的伤害更大。冬季洗浴有四忌：忌洗太勤、忌水过烫、忌揉搓过重、忌肥皂碱性太强；否则，极易破坏皮肤表层原本就不多的皮脂，使皮肤更为干燥，因而也更易发痒、皲裂。洗澡次数以每周 1~2 次为宜。洗浴后可擦些甘草油、止痒霜、润肤膏等，以保持皮肤湿润，防止皮肤表层干燥、脱落。

冬季气温低，皮肤裸露部位极易冻伤，如手部、头部、颈部等。其他如脚部也易受冻，因而应注意这些部位的防寒保温，可围围巾，戴手套、耳套，穿棉鞋等保暖，还可随时摩擦双手和耳朵，适时垫脚、锻炼。忌穿潮湿的衣服、鞋袜，同时手、脸洗后要揩干后才可外出。

避免使用劣质化妆品。劣质化妆品因质地不纯或含铅重，对皮肤有毒害作用。还有的化妆品含有某些易致过敏的香料，有的人使用后会过敏，甚而使色素增加。这些，都易对皮肤造成伤害，尤其在冬季皮脂少的情形下，伤害更甚。

冬寒穿衣较多，如不注意穿着，更易感觉皮肤瘙痒。这是由于身体与衣服、衣服与衣服间不断摩擦会产生静电，静电刺激皮肤所致。因而，冬季应尽可能选用纯棉、真丝之类不易产生静电的衣物做内衣、内裤、衬衫等；同时还要注意衣服搭配，穿了涤纶衬衫就不要再穿腈纶毛衣，里面穿了合成纤维的衣服，外面就不宜再穿绝缘性的涤纶外衣，以防止产生静电。

加强皮肤的锻炼，增强皮肤的适应能力，以适应寒冷的环境。可进行冷水浴、空气浴、日光浴、按摩等，或者坚持用冷水洗脸、擦身。

当人体缺乏维生素 A 时，皮肤会变得干燥，有鳞屑出现，甚至出现棘状丘疹，因而冬季宜多吃些富含维 A 的食物，如猪肝、禽蛋、鱼肝油等。还可常吃芝麻（麻油）、黄豆、花生等，它们含有不饱和脂肪酸，如亚油酸等。人体缺乏亚油酸，皮肤就会变得干燥，鳞屑增厚；同时，有的食物会使原本患有某种皮肤病的人病情加重，如化脓性皮肤病人应少吃甜食、酒类等，辣椒、葱、蒜、酒、浓茶可使患瘙痒性神经功能障碍性皮肤病的人瘙痒症状加剧，海带、面食可使患疱疹性皮炎病的人发生碘过敏。

坚持六点保证冬季好皮肤：不要常用热水洗脸，或洗后用冷水再冲一遍（一天洗脸不超过两次），以减少水分的挥发；不要用碱性强的清洁用品，这会破坏保湿成分的成膜性；要经常按摩面部皮肤，促进血液循环，增加皮脂分泌；一周做1~2次面膜，用天然植物成分的软膜、硬膜或腊膜，不要用撕拉式面膜或硬膜；护肤品以保湿类为主，搽润肤露之前最好能给皮肤以充足的水分；多喝开水，多吃水果、蔬菜、牛奶、肉皮、银耳、香菇、南瓜等食物，定量吃些鸡、鱼、猪肝、牛油等含脂类食物，以补充体内水分及营养，促进油脂分泌。

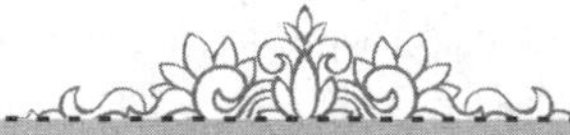

冬季到来，手脚裂口要防治结合

症状：手脚裂口

妙方：先用5%~10%水杨酸软膏或15%尿素软膏涂擦患处，至皮肤变软、变薄、裂隙变平复时，改用鱼肝油（鱼肝油10～20克，凡士林80～90克，5%蜂蜡适量）、羊毛脂膏（羊毛脂30～50克，白凡士林50～70克）涂抹，待裂口基本平复后，可改用20%硅霜。新生产的1%尿素膏对皲裂疗效较好。

药理：水杨酸软膏浓度不同，药理作用各异。5%~10%具有角质溶解作用，通过溶解细胞间黏结物而减少角质层细胞间黏附，或通过降低角质层的pH值而提高水合作用和软化作用，导致角质松解而脱屑。凡士林可用做护唇膏、护手霜、擦脸或擦身体，是非常好的保湿用品，还具有去除伤疤的效果。以上妙方对手脚裂口效果奇佳，具有循序渐进、效果显著的特点。

手脚干裂在医学上称为“手足皲裂”，是冬季常见的一种皮肤病。现代医学研究认为，人体皮肤上有许多皮脂腺，经常分泌油脂，保持皮肤滋润、光滑、柔嫩，使皮肤保持一定的弹性。而手掌、脚掌处却没有皮脂腺，不能分泌油脂，皮肤缺乏脂肪的滋润，手掌、脚掌的角质层（皮肤最表面的一层）又较厚，缺乏弹性，因而很容易干燥、粗糙、裂口。特别是老年人，由于皮肤老化，这种现象更明显。

每逢冬季，许多中老年人手足皮肤干燥、皲裂，十分难受。医学研究证明，除了一些生理上的原因之外，手足皲裂还同外界环境因素有密切关系。如冬季气候干燥寒冷，手脚暴露于外界，容易受寒风侵袭；或因工作关系经常用碱性较强的皂类和洗涤剂等洗手、洗衣物；或经常接触能够溶解脂肪和吸收水分的物质；或因长期不断的机械摩擦、外伤等刺激，使皮肤逐渐变得肥厚、干燥和粗糙，失去固有的弹性和伸延性，当遇到机械性的损伤时，便容易发生裂伤。农民、水泥工人、渔民、牧民、洗染工人、炊事员和户外工作者易患手足皲裂症，称为“职业性皮肤症”。

另外，手足皲裂也可能是某些皮肤病的症状，如鱼鳞病、皲裂性湿疹、角化干燥型手足癣、绝经期角化病、对称性掌跖角化病等患者，都可有手足皲裂现象，称为症状性掌跖角化症。

预防手足皲裂要经常注意保护皮肤。冬季外出或在室外工作，应穿戴厚暖的鞋袜和手套。尽可能减少洗手次数，洗手后要及时擦干并涂擦无刺激性的液性油脂或护肤膏，如凡士林、羊毛脂、鱼肝油膏、硅霜、植物油类或市售护肤油膏、油包水剂型的乳、霜、膏等。另外，因工作需要必须接触潮湿或有刺激性的物品时，应事先涂擦上述油膏，以保护皮肤。

冬防瘙痒，妙方更见效

症状：皮肤瘙痒

妙方：①猪大肠适量，败酱草15～30克，绿豆50～100克。将猪大肠洗净备用；绿豆洗净浸泡20分钟，然后取出装入大肠内，两端用线扎牢，同洗净的败酱草一起加清水适量煮烂熟，食盐少量调味。分数次服食，饮汤、吃大肠和绿豆。隔日一次，七次为一个疗程。②银耳10克，冰糖100克，竹叶5克，白茅根30克，金银花10克。将竹叶、白茅根各洗净，加适量水煎煮，每煮沸15分钟取药汁一次，反复三次，三次药汁合并备用；再将银耳用温水浸泡涨开，洗净后与药汁同入锅，小火煎至银耳烂熟后，加冰糖调匀，最后把洗净的金银花撒入银耳汤中，稍煮沸后即可服食。早、晚餐服食，5～7天为一个疗程。③山药50克，鸭肉（无骨）250克，酱油5毫升，绍酒5毫升，干淀粉50克，味精1克，花椒粉2克，食盐5克，鸡蛋5个，菜油100毫升。将山药研细末备用，鸭肉洗净去皮、切小块，用绍酒、味精、酱油腌渍约20分钟，再用鸡蛋清调山药末、干淀粉成糊状待用。菜油放入锅内用中火烧至冒青烟后离火，待油温降低后，将腌好的鸭子肉用鸡蛋糊拌匀，逐个下锅翻炸，成形后取出。将锅重放火上，再将鸭肉下锅复炸一次，至色成金黄时捞出，入盘撒上花椒粉、食盐，调匀即可服食。每日食用1～2次，5～7天为一个疗程。

药理：中医认为，造成皮脂缺乏的因素很多，有皮肤自然干燥伴明显皮脂缺乏、年龄（老年者）、疾病、营养不良、皮肤萎缩、硬化、缺汗、内分泌功能减退、环境湿度、角层贮藏水分的完整性破坏等。以上食疗方养血润肤，可有效治疗皮肤瘙痒，还能起到美白护肤的作用。

冬季是皮肤瘙痒症的多发季节，尤其是老年人更易发生皮肤瘙痒。皮肤中皮脂缺乏及水分丢失是冬季瘙痒症发病的主要原因。而造成皮脂缺乏的因素很多，有皮肤自然干燥伴明显皮脂缺乏、年龄（老年者）、疾病、营养不良、皮肤萎缩、硬化、缺汗、内分泌功能减退、环境湿度、角层贮藏水分的完整性破坏等。

某些疾病如癌症、肝胆疾病、HIV感染、营养不良、药物或接触某些化学物质导致表皮水分减少、皮肤干燥等均可发生皮肤瘙痒，经常搔抓进而出现炎症而发病。冬季瘙痒症会导致皮肤干燥，或有少许柔软细薄鳞屑，皮肤皱纹清楚，因血流缓慢，局部温度比正常低。掌部皮肤较粗糙，特别在指垫处，纹路宽深，重者出现裂隙。因反复搔抓后可发生炎性程度不同的湿疹，以丘斑疹为主，水疱、糜烂或渗出较少。反复发生，病程慢性，可经久不愈。

患者皮肤可见开裂，开裂可以分为三个阶段，即皴裂、龟裂和皲裂。皴裂可见于冬季老年人的腿部，特别是小腿伸侧，天然带方形鳞屑，像鱼鳞一样，边缘可略为翘起，中心黏着，剥之易脱落，但脱落后又会重新长出；可无主观感觉，或稍有不同程度的痒感。老年人鳞屑较多，抓之层层脱落。如裂纹稍深，像龟背一样，称龟裂。皲裂主要发生于手足，较深而痛，重者出血。

冬季皮肤瘙痒症患者应多吃萝卜。萝卜助消化、通大便，有益健康。此外芹菜、苦瓜、丝瓜、豆芽、绿豆、红豆等能清热除湿。茯苓、扁豆、薏米、芡实等能健脾益肺。大枣、酸枣、枸杞子、山药、蜂蜜等能养血润肤。适当食用这些食品均有益于防止或制止瘙痒。需要强调的是不能偏食，适量的肉类食品对于润肤也是不可或缺的。应尽量避免辛辣、油腻、海鲜、咖啡、酒等食品，如化脓性皮肤病人应少吃甜食、酒类等；而辣椒、葱、蒜、酒、浓茶等食物，会导致人睡眠欠佳、情绪不稳定等诸多反应，这些心理因素也会影响到人对刺激的敏感度，更容易产生痒感。总之，饮食要清淡，少吃高脂肪食物。

另外，有一个简单可行的方法，即每天适量饮茶有助于防止皮肤瘙痒。茶叶里含有丰富的微量元素锰。锰是人体所必需的 14 种微量元素之一，对人体皮肤有显著的保护作用：一是能积极参与很多酶促反应，促进蛋白质的代谢，提高人体对蛋白质的吸收和利用能力，并能促使蛋白质因分解而产生的一些对皮肤有害物质的排泄，这样可减少对皮肤的不良刺激；二是可以增强半乳糖转移酶和多糖聚合酶的活性，催化某些维生素在体内的代谢，以保证皮脂代谢的正常进行，防止皮肤干燥；三是能促进维生素 B_6 在肝脏中的积蓄，增强人体抗皮肤炎的功能。所以，补锰是防止皮肤瘙痒的关键。茶叶又被称为“聚锰植物”。小麦、菠菜、白菜等食物中含锰虽多，但人体对其中锰的吸收率却较低；而鱼类和一些动物肝、肾等食物中的锰虽然易被人体吸收，但含量又较少。因此，在补充微量元素锰的食物中，茶叶颇具优势。

冬季瘙痒的情况较为普遍，因此也可以随身携带一些含有樟脑、薄荷、冰片的止痒药膏。当然，除了以上的药膳疗法，患者在日常饮食上应以清淡为主，少吃辛辣食物、戒烟少酒，并且应适量摄入一些高脂肪食物，因为脂肪能产生热量，帮人们抵御风寒，并能使皮肤得到滋润。另外，脂肪食物也有利于维生素A和维生素E等脂溶性维生素的摄入，对防治皮肤干燥和老化都有较好的作用。

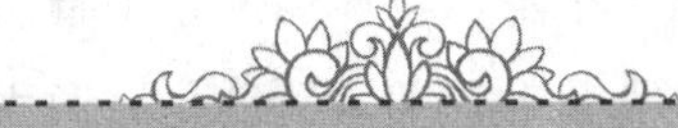

冬补鸽子汤，可解高血压

症状：高血压

妙方：鸽子汤。鸽子1只，山药1段，黑木耳3朵，鹌鹑蛋6个，姜片、大葱段、料酒、红枣、枸杞、盐、鸡精各少许。将鸽子洗净，放入滚水里面，加料酒，捞出，洗净；放入姜片、葱段、枸杞、红枣，小火炖1.5小时；山药刨皮，切滚刀块，泡发黑木耳，鹌鹑蛋像煮鸡蛋一样煮熟，剥壳；用筷子刺一下，鸽肉烂时放入鹌鹑蛋和黑木耳；小火炖20分钟，放入山药，再炖到山药酥了，加盐、鸡精调味即可。

药理：鸽肉不但营养丰富，还有一定的保健功效，能防治多种疾病。常吃鸽肉对增强体质，高血压、血管硬化以及用脑过度引起的神经衰弱等症都有良好的作用。鸽肝中含有最佳的胆素，可帮助人体很好地利用胆固醇，防治动脉硬化。

鸽肉的营养价值极高，既是名贵的美味佳肴，又是高级滋补佳品。乳鸽肉质细嫩，营养十分丰富。据现代科学分析，其中优质蛋白质含量可达21%，而脂肪含量比鸡肉低，只占1%～2%。还富含人体最需要的各种氨基酸，总量可达97%，并且很容易被人体消化吸收。故民间有“一鸽胜九鸡”的说法。

冬季气候寒冷，是心脑血管病的高发季节，高血压作为最常见的心血管病也伺机作祟，如果调护不当，往往引起严重的脑卒中及心肌缺血事件。因此，进入冬季，高血压患者要加强调护。天冷以后，寒冷刺激使皮肤血管收缩，高血压患者本来动脉硬化，血管顺应性降低，血压自动调节功能下降，故引起血压波动，忽高忽低，这时有的患者会有头胀、头晕等症状，血压不稳容易导致心脑事件。

不能随意停减药物。高血压指南提出的原则是“降压要达标”，一般高血压患者，控制血压小于 140/90mmHg，合并糖尿病者血压控制小于 130/80mmHg，合并肾病患者应控制在小于 120/80mmHg。有的高血压患者不遵循指南标准，一旦感觉不到症状就减少服药，甚至停药，长期下来，各种高血压的并发症悄悄袭来却浑然不知，临床不时见到这样的病人，追悔莫及。高血压朋友一定要明白，以现在的医学水平，大多数原发性高血压需终生服药来控制血压，减少并发症。医生会根据病人的情况为病人制订个体化的处方，有的服一种药就能使血压平稳，有的需要几种降压药联合治疗；出现血压不稳定时，最好去请教专科医生，不能自己盲目减药或停药；否则，一旦不当会引起并发症。

高血压患者需长期服药控制血压。降压药物都有这样那样的副作用，而个人体质不同，医生会选择适合你的降压药物。所以，跟一位医生建立长期的联系至关重要。这有利于医生了解体质和病情，对症下药。也可以在血压波动的冬季，更多地向医生学习一些管理血压的知识。

注意饮食起居。高血压患者要注意保暖，天气骤寒时尽量减少户外活动，可在室内锻炼。冬季天冷，人们饮食习惯进补，食用牛、羊、狗肉等热性食物，但高血压患者进食要适量，最好不吃狗肉等大热食品，并坚持低盐的饮食原则。高血压也是一种生活方式病，“管住嘴，迈开腿”是时下盛行的健康生活方式，同样适合于患高血压的朋友。

可服中药膏方调理失调的身体。中医认为高血压属于阴阳气血失调所致，涉及心、肝、肾等脏腑。每年冬季患慢性病或处于亚健康状态的人群，都可选择中药膏方进行调理失调的机体，中医历来就有“冬令进补，来年打虎”的说法。高血压患者可去中医院找中医师开膏方，中医师会根据你的体质、病情进行辨证施治，为你“量身定做”，开具符合你服用的膏方。膏方服用方便，每日 1~2 次冲服，并且口感疗效俱佳，适合高血压患者进行冬季调理。

冬季虚寒，药补不如食补

症状：虚寒

妙方：①当归30克，生姜60克，羊肉500克。将当归、生姜洗净，切片；羊肉剔去筋膜，置沸水锅内稍烫，捞出晾凉，横切成长短适度的条块；然后将羊肉条块及生姜、当归放入洗净的砂锅内，加入清水适量，用武火煮沸，除去浮沫，改用文火炖至羊肉熟烂。饮汤并食羊肉。可补血调经，散寒止痛。主治血虚羸瘦、头晕目眩、心悸气短、腰膝酸痛，或血虚有寒的腹中冷痛、痛经或产后虚寒腹痛。②桂圆肉15克，红枣6枚，猪肝100克。红枣去核，洗净桂圆肉、红枣肉；将猪肝切片；全部用料加水适量，炖30分钟。调味，饮汤并食桂圆肉及猪肝。可补血，健脾。主治血虚体弱、面色无华、神疲乏力、头晕心悸等。

药理：①羊肉性味甘温，入脾、肾两经，为益气补虚、温中暖下之品，适用虚劳羸瘦、腰膝酸软、产后虚寒腹痛、寒疝等证；当归辛甘温润，既能补血活血，又善止痛、散寒，适用血虚或血瘀而有寒的疼痛；生姜亦能温中散寒，以助羊肉散寒暖胃，又可解除羊肉之膻味。三者配伍，能共奏补虚散寒之效。如寒多者，加重生姜用量；痛多而呕者，加陈皮、白术。②桂圆肉养血益脾，养心补血，宁心安神；红枣去枣核补而不燥，益气补血，以增强补益之功；猪肝味甘，性温，入肝经，有补血健脾、养肝明目的功效，对贫血、头昏、目眩等均有较好的效果。患贫血之症，面色苍白、头晕心悸、易疲劳，服桂圆红枣猪肝汤有较好的疗效。久服能健身延年。

血是由气运行经过肝、脾、肾等共同作用所生成的。血循着脉络流注全身，具有营养和滋润的作用。中医学所谓的血，是指血液中红色的部分。它是水谷的精微，从脾、胃运化饮食而生成，所以脾、胃是气血生化之源。

血的运行和五脏都有关系，其中与心、肝、脾三脏关系最为密切。当血虚时，就会出现精神衰退、健忘、失眠多梦，甚至精神恍惚、神志昏迷的症状。如果气不定、血行缓慢，就会造成血淤。另外，肝郁气滞，无法让气畅通流过，也会使血行受阻；发热或热症太厉害，也会造成血淤。

血淤通常按压皮肤会有痛点，如有肿块、刺痛，甚至舌头有疼痛的紫斑等。如果血淤阻在心，则会胸闷、心痛，造成心肌缺氧、心肌梗死；淤阻于肺，则会咯血、胸痛，造成肺梗死；血淤阻于肠胃，则会呕血、便血，造成肠胃梗死或溃疡等。

血虚是因为失血过多、血液不足，或脾胃运化的功能减退，以至生血来源不足，使人体脏腑缺乏营养滋润，而生病痛。多病、溃疡或月经过久、过多，也都会造成血虚。如头晕眼花、视力不清，嘴唇、指甲淡白，手足麻木，心悸失眠，脉搏细微，面色苍白枯黄……

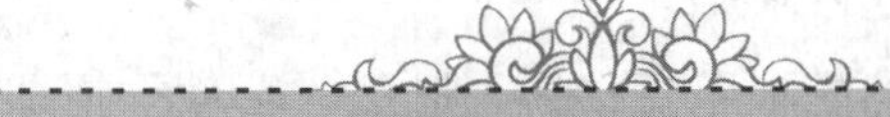

冬季慢性肝炎，从饮食上保养

症状：慢性肝炎

妙方：①黄芪30克，洗净；鲜山药150克，切成薄片。先将黄芪放锅内，加水适量，煮半小时，滤去药渣，再放入鲜山药片，再煮半小时，加盐或糖调味即成。此方适用于精神疲乏、气短懒言、面色苍白、大便稀薄者。②家鸭1只，约重1500克，宰杀后去净毛，剁去脚，剖除内脏，清洗干净；冬虫夏草10克。将鸭放入砂锅内，上面放冬虫夏草、姜片，先以武火烧沸，后用文火慢炖1小时，待鸭煮烂后，加入盐、味精调味即成。此方适用于慢性肝炎免疫功能低下、肝功能长期不能恢复者。

药理：慢性肝炎的表现多种多样，治疗也是五花八门。但治疗的原则是一致的，即以适当的休息、营养为主，药物治疗为辅。秋冬季节，慢性肝炎病人应从饮食方面进行自我保养。

每年冬季，慢性肝炎患者就会骤然增多。因为在寒冷的天气里，人体的全身表皮血管会收缩，大量血液会集中在内脏中，使流向内脏的血流忽然大增，这给肝病患者的健康带来极大的隐忧。慢性肝炎的表现多种多样，治疗也是五花八门。但治疗的原则是一致的，即以适当的休息、营养为主，药物治疗为辅。

研究表明，肝炎病人一旦出现黄疸，就说明肝脏有明显炎症，甚至有肝细胞坏死。肝细胞坏死越明显，黄疸就会越深。因此当肝炎病人出现深度黄疸时，应警惕由于大片肝细胞坏死导致重型肝炎的可能性。就目前的治疗水平，重型肝炎及早接受治疗效果较好；中期治疗效果较差，治愈好转率仅为50%左右；到了晚期，则失去了抢救治疗的机会，其病死率高达90%左右。因此，当肝炎病人出现黄疸时应及时卧床休息，尽快到医院救治。

治疗肝病首先要忌酒。酒精不但直接损害肝脏，会使病情加重，而且会影响抗病毒药物的治疗效果。另外要有适当的睡眠和营养，过分的休息和营养可导致营养过剩，引发脂肪肝和其他相关疾病，而无所事事可加重心理压力，产生神经衰弱。因此，当肝功能正常时，便可正常学习和生活。

对于无症状的慢性肝炎病人一般不需要用药。有的病人总以为有病就一定要吃药，吃了药就有安全感。其实不然，大多数乙肝和丙肝病人是不需要用药的。不恰当的用药不但不安全，反而还会引起药物性肝炎或其他相关的药物不良反应。

治疗肝病，饮食异常重要。肝病患者不宜大量吃糖及高热量的食物。高糖、高热量的饮食会造成营养过剩，促使体内脂类物质增多而易发生高血脂与脂肪肝，从而加重肝炎病变，使之迁延不愈。主张肝病患者吃高蛋白饮食。蛋白质是人体一切细胞组织的物质基础，每天要适量进食含量丰富的动物蛋白和蛋氨酸的食物，如淡菜、鱿鱼、瘦肉、蛋、鱼、豆类及豆制品等。病毒性肝炎患者应多吃富含支链氨基酸的食物，如鱼、虾、鸭、鸡肉、牛奶、黄豆、玉米、小米、糯米、菜花、小红枣等。

需要提醒：冬季人们认为常吃羊肉可益气补虚，促进血液循环，增强御寒能力；而且羊肉还可增加消化酶，保护胃壁，帮助消化等，因此羊肉是冬季人们非常喜爱的肉食之一，但对于慢性肝炎患者来说，冬季吃羊肉一定要把握好量。羊肉属大热之品，患有肝病、高血压、急性肠炎或其他感染性疾病的患者，还有发热期间患者都不宜食用。由于慢性肝炎患者的肝脏一般都有不同程度的损伤，当慢性肝炎患者吃羊肉后，羊肉中的蛋白质和脂肪大量摄入，不能全部有效地完成氧化、分解、吸收等代谢功能，会加重肝脏负担，进而导致病情恶化。因此，对于慢性肝炎患者来说，在吃羊肉时一定要适量，千万不能多吃，以免加重肝脏的负担。

两个老偏方，辅助治疗肝硬化

症状：肝硬化

妙方：①活鲫鱼1条，重约400克，去鳞及内脏，抠去鳃，洗净；黄芪30克，切片，洗净，用纱布袋装好，扎紧口。先将盛黄芪的药袋入锅，加水适量，煮约半小时，再下鲫鱼同煮，待鱼熟后，捞去药袋，加入姜、葱、盐、味精调味即可。此方对肝硬化腹水有辅助治疗的作用。②桃仁15克，粳米50克。先将粳米淘洗干净，桃仁去皮，放入锅中，加水500毫升，小火煎约30分钟，取药液，弃渣。用桃仁液和粳米同煮，加水适量，大火烧开后，小火煮至米烂粥成。每日1次空腹食用。此方有利于肝硬化的辅助治疗。

药理：肝硬化的主要发病机制是进行性纤维化。正常肝组织间质的胶原主要分布在门管区和中央静脉周围。肝硬化时Ⅰ型和Ⅲ型胶原蛋白明显增多并沉着于小叶各处。如果继续进展，小叶中央区和门管区等处的纤维间隔将互相连接，使肝小叶结构和血液循环改建而形成肝硬化。以上二个食疗方均有利于肝硬化的辅助治疗。

冬季是肝硬化患者上消化道出血的高发季节。专家建议肝硬化患者，在冬季饮食上应避免吃坚硬粗糙、多渣、容易划伤食道导致胃底静脉曲张的食物；保持冬季大便通畅，谨防呼吸道感染疾病。

提起肝硬化病常见的并发症——上消化道出血，就不得不提食道胃底静脉曲张。肝脏血液供给的主要血管是门静脉，门静脉又连接着食道静脉。当肝硬化病发展到一定程度时，食道静脉将承受一定的压力，出现曲张、食管壁变薄的情况，在外力作用下，就很容易破裂出血。

对于肝硬化病人而言，上消化道出血是一种非常麻烦，也是非常凶险的并发症。肝硬化病人的上消化道出血，往往来势很猛，而且没有什么预兆，一旦出血，血量就较大，如果不能及时加以控制，很容易会危及患者的生命。肝硬化的进展有时较为隐匿，不少肝硬化患者并没有意识到自己患了此病，而是到上消化道出血送医时才被确诊患了肝硬化。

冬天有些人爱吃瓜子、花生等坚果类食物，这些对肝硬化患者而言都应谨慎食用。另外，芹菜由于粗纤维含量较多，不易消化，肝硬化患者也最好少吃。日常食物中，像豆腐、牛奶、豆浆等容易消化的食物，都是肝硬化患者较好的选择。特别提醒肝硬化患者，在参加各式宴席时，多注意食物的选择，尽量不要多吃油腻的东西。吃东西时，要细嚼慢咽，切忌暴饮暴食或进食速度太快，以免伤胃诱发消化道出血。此外，肝硬化患者还应忌食辛辣刺激性食物，不喝酒，因为酒精会刺激到肠胃黏膜，对肝脏功能造成损害。

儿童冬季进补，适当才是最好

症状：进补不当

妙方：①用黄芪、百合、胡桃仁和甜杏仁熬粥，有补气益肺的作用。对冬季容易感冒、咳嗽的儿童有提高免疫力和增强抵抗力的作用。② 用山药、粳米等熬粥，有健脾开胃的作用，适用于儿童厌食。

药理：一些家长爱给小孩过多地吃高蛋白食品，而不知道小儿消化系统因处于未发育成熟期，容易消化不良。以上两方针对进补不当而产生的营养过多造成消化吸收不良导致某些病端，对营养过剩造成身体免疫力低下、体质虚弱、反复出现病症的患儿，有非常好的疗效。

如今，很多青少年和儿童的家长想方设法给孩子买不同类型的补品，补钙、补脑、补眼等各种保健品层出不穷，生怕孩子缺少营养元素，影响生长发育。其实，生活中最普通的食物，如红枣、桂圆和核桃等都是儿童进补最好的天然食品。中医儿科专家为家长指出儿童冬令进补需要遵循“无病不用药、有病不乱用药、无病不乱补”的原则。

俗话说：“药补不如食补。”因此，冬天可以多食用红枣、莲子、糯米、山药、龙眼肉和藕等；鸡、鸭、鱼、肉、蛋和奶等都是高蛋白、高脂肪的食物，适当食用可以增加热量；还有香菇、木耳（黑、白）、鸽子、黄鳝、大豆和板栗等。同时，做到荤素搭配，千万不要忘记多吃蔬菜和水果，以及维生素、纤维素和粮食、淀粉之类的食品。用红枣、太子参和桂圆汤等来调补是最适合孩子的。儿童进补要适当，否则会造成胸闷和性早熟等不良反应。

一些家长爱给小孩过多地吃高蛋白食品，而不知道小儿消化系统因处于未发育成熟期，营养过多容易造成消化吸收不良导致某些病端；另一方面，有些孩子对鱼、虾、蟹等有过敏性反应，不当食用可导致这类过敏性疾病反复难愈；身体免疫力低下，体质虚弱，反复出现病症的患儿，调补要在医师的指导下对“症”施药，才能达到事半功倍的效果，不要我行我素，自选补品，否则容易出现进补偏差，反而事与愿违；对于生长发育期的孩子如果一味蛮补、偏补，很容易造成烦躁、便秘、抵抗力下降等症状。另外，为了孩子的健康，孕产妇从孕期起就不能滥用补品、保健品，不然可能殃及胎儿，甚至导致流产、早产。

有三类孩子的确需要考虑在冬天适当进补。第一类是先天不足、身体发育缓慢的孩子。第二类是平时一贯体弱多病，容易发生感冒、咳嗽、支气管炎、哮喘和肺炎的孩子。对这两类孩子进补不仅可以预防疾病发生，还可以增强抵抗力。但是在进补之前必须先服“开路药”，并且治好疾病。只有等到没有疾病，而且能够正常饮食后才可以进补。第三类是脾胃虚弱、消化道功能差、食欲缺乏、容易腹泻的孩子，对这类小孩应让医生先了解其体质以后再开始进补。

另外，体弱的幼儿应该使用清膏进补。补药不可太滋腻，否则难消化、难吸收；如果用重药滋补，还会影响小儿自身内脏。身体发育完好、没有疾病的孩子是不需要用药物进补的。在秋冬季节，家长只需要注意孩子的保暖，并及时添加衣被。衣被也要适当，过厚、过暖都容易出汗，出现毛孔扩张。再加上外界气候忽冷忽热，出汗后脱衣更容易着凉，以至引发呼吸道疾病。

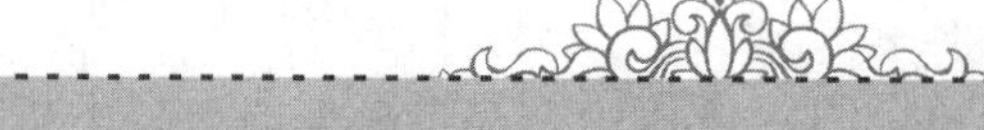

冬季养生多艾灸，“虚寒”全赶走

症状：虚寒

妙方：艾灸。将艾炷放于姜片、蒜片上灸疗，被称为“隔蒜灸”、“隔姜灸”，这种灸法一方面不会伤及皮肤，另一方面也可以发挥蒜和姜的药用功效，增加保健效果。也可用“悬提灸”，把艾条点燃在身体不适的部位上方2～3厘米处轻绕圈子。此外，还可以直接购买一个艾灸器。只有在遇到一些非常顽固的病症时，才在专业医师的指导下进行“直接灸”。

药理：艾灸保健，对身体乏力、月经紊乱、关节酸痛、连续感冒等虚寒症状具有调理作用。身体较为虚弱的人可以在丹田部位进行艾灸，长期坚持可以收到很好的强身健体和抗衰老的效果。月经不调可以在关元穴、三阴交进行艾灸。腰背酸软者，双手背在身后所接触的腰背部位置，就是重点灸疗位置。艾灸风池穴以及大椎穴，可以迅速缓解颈椎不适带来的肩部紧张、手麻头昏等症状。连续艾灸肚脐两侧两指宽的地方，可止泻。灸鼻翼两侧的鼻沟以及虎口处，可迅速减轻症状。腿软无力可以持续艾灸膝关节的凹陷处，能收到不错的效果。

艾，为菊科多年生灌木状草本植物艾的叶片，春夏花未开时采摘，晒干或阴干备用。我国民间自古就有“端午采艾，悬门户上，以禳毒气”的习俗。

中医认为，艾性味苦、辛、温，入肝、脾、肾经，有温经止血、散寒止痛、祛风止痒之功，适用于虚寒腹痛、崩漏下血、月经不调、经行腹痛、带下病及皮肤湿疹瘙痒等。用艾制成各种艾条用以烧灸等，可使热气内达而温通气血，透达经络，治疗各种寒痛症。常言道：“居家常备艾，老少无疾患。”说明居家备艾对维护身体健康大有裨益。冬季寒风习习，门窗紧闭，空气对流少，是多种上呼吸道疾病的好发时节，而常用艾熏蒸居室，可有效地预防流感等呼吸道传染病的发生，维护人体健康。

研究发现，艾叶熏蒸是对居室进行消毒杀菌的好方法。实验证明，每平方米用艾叶 1～5 克进行烟熏 30～60 分钟，对金黄色葡萄球菌、乙型溶血性链球菌、大肠杆菌、白喉杆菌、伤寒及副伤寒杆菌、结核分枝杆菌、绿脓杆菌等细菌有不同程度的杀灭作用；对腺病毒、鼻病毒、流感病毒、疱疹病毒等也有一定的抑制作用。此外，艾熏尚有一定的对抗肺炎支原体的作用，并可显著提高鼻分泌物中非特异性免疫球蛋白 A 的含量，增强人体免疫力。

实践证明，一般以艾叶每月烟熏 1～2 次，在冬季及流感流行季节，每周烟熏 1～2 次，能使各种常见致病菌、病毒及真菌的数量显著减少，从而有效地预防各种呼吸道传染病的发生。

艾叶气味清香，用其水浸剂或艾叶油外涂皮肤或嗅闻，除具有抗菌、抗病毒作用外，还对呼吸道具有平喘、镇咳、祛痰、消炎及抗过敏等作用。学会使用艾条艾灸、艾叶烟熏，可净化空气，防病健身，使合家安康。

冬季通便，无独有“藕”

症状： 大便不畅

妙方： ① 莲藕花生章鱼汤：莲藕 400 克，花生 150 克，章鱼干 100 克，排骨 400 克，适量调味品。莲藕洗净切块，章鱼干洗净后泡 3～5 个小时，花生、排骨洗净备用。起锅煮水，水开后将各种备好的料一起入锅，武火滚 15 分钟，再改用文火煲 1～2 小时，熄火后适当调味，吃渣喝汤。此汤有润肺、止血、通利大小便的作用。② 芡实莲藕汤。芡实 60 克，莲藕、荸荠各 100 克，大枣 20 枚。上三味捣碎，大枣去核，加水共煮成糊，放适量冰糖服食，每日 1 剂。服此汤可养胃生津，适用于食欲缺乏、口渴咽干、大便秘结、小便短赤等症。

药理： 藕能清热润肺、凉血行瘀；熟吃可健脾开胃、止泻固精。老年人常吃藕，可以调中开胃，益血补髓，安神健脑，具有延年益寿之功效。中医认为，生藕性寒，甘凉入胃，可消瘀凉血、清烦热、止呕渴。适用于烦渴、酒醉、咯血、吐血等症。

藕，又称莲藕，微甜而脆，可生食也可做菜，且药用价值很高，根根叶叶、花须果实，都可滋补入药。用藕制成粉，能消食止泻、开胃清热、滋补养性、预防内出血，是妇孺童妪、体弱多病者上好的流质食品和滋补佳珍。在清咸丰年间藕粉被钦定为御膳贡品。

立秋过后，藕成为人们家宴的必备菜之一。莲的根称莲藕，北方人多用来做菜，故称藕菜或莲菜；南方一般叫藕，果蔬兼用。藕含有多种营养及天冬碱、精氨酸、葫芦巴碱、干酪基酸、蔗糖、葡萄糖等。鲜藕含有 20%的糖类物质和丰富的钙、磷、铁及多种维生素。鲜藕既可单独做菜，也可做其他菜的配料。如藕肉丸子、藕香肠、虾茸藕饺、炸脆藕丝、油炸藕蟹、煨炖藕汤、鲜藕炖排骨、凉拌藕片等，都是佐酒下饭、脍炙人口的家常菜肴。

藕能清热润肺、凉血行瘀；熟吃可健脾开胃、止泻固精。老年人常吃藕，可以调中开胃，益血补髓，安神健脑，具有延年益寿之功效。中医认为，生藕性寒，甘凉入胃，可消瘀凉血、清烦热、止呕渴。适用于烦渴、酒醉、咯血、吐血等症。妇女产后忌食生冷，唯独不忌藕，就是因为藕有很好的消瘀作用，故民间有“新采嫩藕胜太医”之说。熟藕，其性也由凉变温，有养胃滋阴、健脾益气的功效，是一种很好的食补佳品。用藕加工制成的藕粉，既富含营养，又易于消化，有养血止血、调中开胃之功效。

在平时食用藕时，人们往往除去藕节不用，其实藕节是一味著名的止血良药，其味甘、涩，性平，含丰富的鞣质、天门冬素，专治各种出血如吐血、咯血、尿血、便血、子宫出血等症。民间常用藕节六七个，捣碎加适量红糖煎服，用于止血，疗效甚佳。

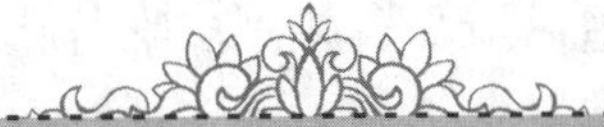

防冬燥，喝点杏仁粥

症状：冬燥

妙方：杏仁粥。甜杏仁 25 克（去皮尖），粳米 50～100 克，冰糖适量。加适量水，武火煮沸后改用文火慢慢熬至粥熟，佐餐食。

药理：杏仁有苦杏仁和甜杏仁之分。苦杏仁供药用；甜杏仁虽也可入药，但主要供食用。中医学认为，甜杏仁具有润肺除燥、止咳滑肠的功效。现代药理研究表明，杏仁中含蛋白质 27%，脂肪油 53%，碳水化合物 11%，还有钙、磷、铁、胡萝卜素等多种营养物质，具有预防疾病和延缓衰老的作用。杏仁粥既能防治因寒冷干燥引起的干咳无痰、咳喘、肠燥便秘等症，又易被人体消化吸收，特别适合老年人在冬季食用。

立冬过后，尽管气温下降不太明显，但空气变得越来越干燥，很多人开始出现口干、舌燥、鼻子干和咽喉疼痛等“冬燥”症状。由于气候由暖转凉、由凉转冷的这段时间，多是天气最干燥的时候，所以“冬燥”往往比“秋燥”更厉害。尽管此时不少人会使用加湿器，但这时不仅皮肤需要加湿，人的五脏也需要加湿，因此仅用加湿器，“冬燥”难以得到明显改善。

因为天气变冷，立冬过后，人们通常穿得更厚、住得也暖，户外活动也日渐减少，再加饮食上也偏好肉食、辛辣等，这些都可加重“冬燥”，成为上火的主要原因。临床病例显示，老人上火大多与穿得多、运动少有关。年轻患者则多是偏好肉食、辛辣、熬夜而致冬燥。为此，要彻底远离“冬燥”，避免上火，也要在饮食起居上多加注意。

俗话说，“秋冬进补，春来打虎”。所以，冬天不少人习惯用药补。对于手脚发热、心烦气躁、爱发怒、睡眠不好、大便干燥、尿黄的人来说，只适合滋阴润肺的滋补，而大补药补则易导致上火，甚至加重以上不适症状。

在饮食调养方面，立冬过后应少食咸、多吃苦味食物。像芹菜、莴笋、生菜等，这些苦味食物中含有的氨基酸、维生素、生物碱等，具有抗菌消炎、清火等作用。多吃水果也可清火，尤其偏绿色、偏黄色的水果，如梨、绿色的苹果、橘子、芒果等，都具有很好的养阴润肺作用。

很多人对上火都不很重视，殊不知，冬季上火多是引发感冒、咽炎、牙疼、咳嗽、肺炎等疾病的诱因。

冬季防治冻疮，辣椒水洗一洗

症状：冻疮

妙方：在洗手洗脚时放几个辣椒可以防冻。如果有了冻疮，辣椒仍然可以帮忙。用红辣椒10克，切碎，放入白酒60毫升中浸泡7天，再加樟脑3克摇匀，使用时用消毒棉签蘸药液外搽生过冻疮的部位，每日2次，连续1周。

药理：辣椒中含有丰富的维生素C、β—胡萝卜素、叶酸、镁及钾；辣椒中的辣椒素还具有抗炎及抗氧化的作用，有助于降低心脏病、某些肿瘤及其他一些随年龄增长而出现的慢性病的风险。冬天可以在洗手或洗脚时在水里扔上两个辣椒，对预防冻伤的效果很好。手脚和耳廓是人体血液循环的末梢部分，亦是冻疮的易发部位。

气温突然降低，末梢血管内的血流也随即变得缓慢。当温度低于10℃时，上述部位的皮下小动脉遇冷收缩，静脉回流不畅，从而引发冻疮。从中医学上来说，由于冻疮患者大多体质阳虚，故气血运行不畅，凝滞脉络，久而久之肌肤便会失去养分，导致阴寒久伏于脉络，因此冻疮会反复发生。而辣椒可以祛寒，起到温经散寒、活血化瘀、消肿止痛的功效。

经常用辣椒水洗一洗，能起到很好的防冻作用，尤其是在东北、西北等高寒地区，寒风凛冽，可以在出门前用辣椒水擦擦耳朵、洗一下手来防冻。此外，辣椒水还能起到抑制手汗和促进手部血液循环的作用。辣椒水虽然防冻效果好，也不能常洗，否则对皮肤有一定刺激。另外，如果不小心有了冻疮，利用上方，连续1周可痊愈。

在搽的同时轻揉冻疮处，把凝固的血液揉散，以改善局部的血液循环。如果感觉患处皮肤瘙痒，别用手去挠，以防表皮破烂感染。一旦长了冻疮，应尽快治疗，加强患处保暖，以防病情扩展。

为防冻，冬天应常吃狗肉、羊肉、鹿肉、龟肉、麻雀肉、鹌鹑肉、鸽肉，虾、蛤蜊、海参等，这些食物均可增加热量、防寒增温，同时再穿暖一点。

至于汤肴，多吃大白菜加些肉、鱼、海鲜类制汤菜火锅可取暖防寒。人家从阴历九月实九起加菊花锅即杂品火锅，以取暖保温。脾胃一暖，四肢受益，再尽量穿暖些，自然不会冻伤。

菊花火锅是以海米煮汤取味，加各种冻肉（不限羊肉）及冻豆腐、粉条、肉（素）丸子、焖子（以肉汤淀粉制成的冻胶）、海带、海藻、海白菜、墨斗鱼、海参、大虾等，可多喝鲜汤就饭食用。制成荤素杂烩的汤菜。产妇、体弱者、幼儿、老人、病后者可于锅中加黄芪、当归。黄芪补气生血；当归补血，通达四肢百骸，四肢末端或暴露在外的眼耳鼻口等部位皆可达到，所以可以预防冻伤。另外，可以食用当归生姜羊肉汤：当归 25 克，生姜 5 克，羊肉 500 克，可以炒、炖、汤、火锅等随个人喜好而服食。特别提醒，手脚冻肿后，可千万别往火炉旁烤，一化一冻就溃破了。

口角炎，冬季到来要预防

症状：口角炎

妙方：银耳炖冰糖。银耳 50 克，红枣 10 枚，炖冰糖。一天分 3~4 次饮用，或用海带切碎煎汤饮服。

药理：中医理论认为“脾开窍于口，其华在唇”。意思是脾合肉，唇为肌肉组织，口唇的色泽与脾的运化有密切联系，所以健脾是防止嘴唇干裂的关键。银耳炖冰糖就是从健脾出发，对于治疗口角炎由内而外、科学调理，效果极好。

冬季气候干燥，嘴唇很容易干裂，称为口角炎。口角炎是冬季的一种常见病，除了冬季气候干燥的原因外，食用的副食品品种单调，新鲜绿叶蔬菜和瓜果少，人体内维生素 B_2 摄入不足，以及经常舔舌、流口水感染、发烧等，也是患口角炎的重要诱因。

口角炎俗称“烂嘴角”，表现为口角潮红、起疱、皲裂、糜烂、结痂、脱屑等。患者张口易出血，连吃饭说话都受影响。口角炎的诱发因素是冷干的气候，使口唇、口角周围皮肤黏膜干裂，周围的病菌乘虚而入造成感染所引起的；口唇干裂时，人们常会习惯性地用舌头去舔，这更容易使口角干裂；若从膳食中摄取的维生素减少，造成体内 B 族维生素缺乏，还会导致维生素 B 缺乏性口角炎的发生。

口角炎是由嘴唇组织的特殊性引起的。中医理论认为“脾开窍于口，其华在唇”。意思是脾合肉，唇为肌肉组织，口唇的色泽与脾的运化有密切联系，所以健脾是防止嘴唇干裂的关键。加上冬季气候干燥，所以嘴唇很容易干裂。而且冬季新鲜蔬菜少，容易造成维生素缺乏，嘴唇黏膜细胞的健康与维生素关系密切。

冬季预防口角炎，谨记吃橘子要适量。冬季有很多鲜橘上市，但不要过多食用，因为橘子是芳香温类水果，多食易“上火”，其结果是会让嘴唇更加干燥。患有口角炎也不必惊慌，要注意日常的保健。

首先，要加强营养，注意膳食平衡，不偏食，不挑食，多吃富含 B 族维生素的食物，如动物肝脏、瘦肉、禽蛋、牛奶、豆制品、胡萝卜、新鲜绿叶蔬菜等。因 B 族维生素很容易溶解于水，做饭时要注意防止其流失，米不要过度淘洗，蔬菜要先洗后切，切后尽快下锅，炒菜时可加点醋。

其次，要保护好面部皮肤，保持口唇清洁卫生，进食后注意洁净口唇。口唇发干时，不妨涂少许甘油、油膏或食用油，防止干裂发生。注意不要用舌头去舔，因为唾液中的钠氯、淀粉酶、溶菌酶等在嘴角处残留，会形成一种高渗环境，导致局部越发干燥，从而发生糜烂。

特别提醒：由于大家对该病还很不了解，所以会盲从和恐慌，甚至出现“有病乱投医”的现象。相关专家针对口腔黏膜疾病的病因、病理，潜心钻研，携手攻关，再次打破常规医学定论，吸收中国药典精华，不断与国内中医学界进行了广泛而深入的研讨，累计完成大量临床实践，以化腐生肌、养阴清毒、调理脾胃、扶正祛邪为治疗原则，独创了“免疫平衡疗法”，成功地研制出了集抗病毒、抗感染、提高免疫功能三重作用于一体的系列口腔黏膜疾病特效方剂，对治疗（口腔溃疡、白塞氏病、口腔白斑、扁平苔癣、慢性唇炎、灼口、干燥综合征、咽炎等）口腔黏膜慢性疾病具有显著疗效。

寒冬取暖，当心电热毯病

症状：电热毯病

妙方：①人参5克，浮小麦20克，茯苓10克，活鳖一只，火腿肉100克，鸡蛋一个，生板油25克，姜、葱、鸡汤、料酒各适量。将活鳖宰杀切块，浮小麦、茯苓用纱布包扎，人参研末，与火腿片、生板油丁、鸡汤、调料等放入大碗内蒸2～3小时。滗出部分汤汁煮熟鸡蛋，与团鱼掺和即成。②用鲜生地50克或干生地10克，洗净，加适量的水煎煮1小时，去掉药渣，再加入淘净的粳米煮烂成粥，早晨服，或一日内分两次或三次服，连服数日。

药理：医学研究表明，电热毯是对人体危害最严重的家用电器。现在人们在用的绝大多数电热毯电磁波辐射强度超过国家标准的20～100倍，时时刻刻伤害着千千万万人的身体健康！面对电热毯强烈的电磁辐射该怎么办？应立即停止使用有电磁波辐射的电热毯！选用无电磁波辐射的电热毯才能解决根本问题。电热毯电磁辐射对人体的健康影响广泛，能引起神经、生殖、心血管、免疫功能及眼睛视力等方面的病变。以上两方有滋阴生津、益气及血和补肾养胃的作用，常食可治疗常用电热毯引起的咽痛、口干、舌燥以及大便秘结、小便少而黄等症状。

在严寒的冬天，由于电热毯具有加温保暖、舒适、卫生、轻便的特点且对风湿病、腰腿痛、关节炎有一定的疗效，故电热毯是一种比较好的冬季床上用品。

但电热毯并非人人可用，应因人而异。

孕妇不宜用电热毯，否则影响胎儿发育，甚至导致胎儿畸形。美国科学家最近发现，生育畸形儿的妇女多爱使用电热毯。鉴于此，美国马萨诸塞州理工学院里拉菲尔教授研究认为，电热毯通电后会产生电磁场，影响胎儿的细胞分裂。当胎儿迅速分裂的细胞受到电热毯产生的电磁场干扰时，其正常分裂就会发生异常改变。对电磁场最敏感的是胎儿骨骼细胞，故婴儿娩出后，会发现其骨骼发生缺陷而致畸形。我国有关专家对近 2000 名孕妇病例进行回顾性对照研究，得出结论，孕妇早期使用电热毯是形成流产的危险原因之一。

有过敏性体质、糖尿病、肾脏病、肝胆疾病、胃肠疾病及体质消瘦的人也不宜使用电热毯，这一部分人易得电热毯性皮炎。通电后的电热毯持续性散热，使人体皮肤水分被蒸发丢失，易干燥；再加上热源本身对皮肤的刺激，如果使用不当，致使皮肤发生损害引起皮肤发炎。主要症状是：瘙痒或身上出现大小不等的小丘疹，抓破后可出血、结痂及脱屑等；由于瘙痒往往使人难忍，彻夜难眠，从而还影响休息和工作。

使用电热毯具有温暖的作用，对风湿病及腰腿痛等病症有一定的医疗作用。但如果过度使用将可能使人出现咽痛、口干、舌燥以及大便秘结、小便少而黄等症状。特别是中老年人冬季皮肤本身就比较干燥，如果长时间使用电热毯，会使皮肤失水过多而加重干燥，使人的皮肤过敏、瘙痒，或出现大小不等的丘疹，抓破后就会出血。长期用电热毯的老人大多有这种症状，经常从背部开始瘙痒，而且嗓子干燥，难以入睡。

使用电热毯，除上述两种人不宜外，其他人亦应做到人体不要直接与电热毯接触，在电热毯上宜放一块较厚的垫单或外加被套；要在睡前给电热毯通电加热，上床入睡时宜关掉电源，切不可通宵不断电；经常使用电热毯的人，一定要增加饮水量；在发生瘙痒或皮炎时，应立即停止使用；常吃一些能滋阴生津的食物，尽管电热毯产生的热量并不大，但根据中医学理论，“热能伤津耗气”，故经常使用电热毯的人要有意识地吃一些能补充人体阴精津液的食物。以上二方常吃可见奇效。

时髦女性，冬季当心“皮靴病”

症状：皮靴病

妙方：要防“皮靴病”，在选择皮靴时不要选择鞋跟太高的，一般以3厘米左右为最佳高度。穿高筒皮靴时，靴腰不要系得过紧，要给足部、踝部和小腿以足够的活动空间，防止血液循环受阻。未成年少女要尽量避免穿着高跟皮靴，成年女性在回家或到办公室后要及时换上便鞋，尽量改善足部的血液循环。每天晚上临睡前，注意用热水泡泡脚，消除足部疲劳。

药理：皮靴病是因为足背和踝关节处的血管、神经受到长时间的挤压，造成足部、踝部和小腿处的部分组织血液循环不良。由于高筒皮靴透气性差，行走后足部散发的水分无法及时消散，这就给厌氧菌、霉菌造成了良好的生长和繁殖环境，从而易患足癣和造成足癣感染。每天用热水泡脚可以有效缓解足部血液循环，消除足部疲劳，还可以保证足部清洁卫生。

秋冬时节，高筒皮靴成了时髦女孩的“必备品”。可是爱靴女孩经常会出现小腿轻度肿胀、疼痛，足背处也会感到疼痛。就医结论为“腓浅神经压迫症”、腱鞘炎、脂肪垫炎和脚气病等，统称“皮靴病”。

据了解，引起“皮靴病”的主要原因是：皮靴偏小穿着不适、靴腰过紧、靴跟过高等使足背和踝关节处的血管、神经受到长时间的挤压，造成足部、踝部和小腿处的部分组织血液循环不良；同时，由于高筒皮靴透气性差，行走后足部散发的水分无法及时消散，这就给厌氧菌、霉菌造成了良好的生长和繁殖环境，从而易患足癣和造成足癣感染。

这些患者的突出表现为小腿下1/3处出现轻度肿胀和小腿肚外侧疼痛的症

状，重者足背处出现了疼痛的症状，临床医学称之为“腓浅神经压迫症”。靴子好看，但也要注意腿部的保护，否则得不偿失。

因此专家指出，小病无须大治重在防，为避免高筒靴对人体所造成的危害，爱美的年轻女性朋友必须提前做好准备，不能等到疾病缠身后才行动。

如果出现重度疼痛或足癣的症状，要及时去医院骨科或皮肤科就诊，尽量防止出现意外情况。

冬季治疗荨麻疹，食疗很关键

症状：荨麻疹

妙方：①牛肉300克，南瓜500克。牛肉炖七成熟，捞出切条；南瓜去皮、瓤，洗净切条，与牛肉同炒即可。此方固卫御风，主治荨麻疹。②玉米须30克，甜酒酿100克，白糖少许。将玉米须放在铝锅中，加水适量，煮20分钟后捞去玉米须，再加入甜酒酿，煮沸后放入白糖调味。每日2次，每次1剂。③荸荠200克，鲜薄荷叶10克，白糖10克。荸荠洗净去皮切碎搅汁，鲜薄荷叶加白糖捣烂放荸荠汁中，加水至200毫升，频饮。

药理：荨麻疹属于过敏性疾病中的Ⅰ型超敏反应，一到冬天，不少年轻人就会被这个莫名其妙的“怪病”折腾得苦不堪言。病轻微的，主要症状是皮肤瘙痒，影响日常生活质量；严重的，会引起过敏性休克、喉头水肿，甚至危及生命。方②可解热透疹，主治荨麻疹偏风热型，疹色红，灼热瘙痒。方③凉血祛风止痒，主治荨麻疹属血热者，皮疹红色，灼热瘙痒，口干心烦，发热，舌红苔暴。

寒冷的冬天，一走进暖和的房间就浑身发痒，甚至喝口热水、洗热水澡等，前胸、后背和手臂都会浮起一块块红斑，奇痒无比。在暖和的地方待久了，症状会逐渐消失。但若身体冷下来后，再接触热的东西，症状又会出现。其实这是一种过敏性皮肤疾病———荨麻疹，这种“怪病”在冬季发病率较高。

荨麻疹是一种比较常见的过敏性皮肤疾病，由于冷热温差而出现的皮肤过敏反应。病情较轻的荨麻疹患者，就应该及时治疗，找出变应原，以免病情加重。冷热温差，接触冷风冷水，食物中高蛋白含量的虾、蟹，某些食物添加剂、防腐剂，空气中的螨虫甚至蟑螂发出的气味、补牙时用的金属牙套，都有可能引起荨麻疹发生。所以，防范、治疗荨麻疹，首先要尽量为病人找出过敏源。除了在皮肤科做专门的过敏源测试外，还要通过日常生活中一些容易引起过敏的生活细节，加以防范避免。

民间流传一种说法，荨麻疹不用治疗，过若干年就能自行痊愈。这种说法是没有科学根据的。尽管目前荨麻疹病人中年轻人居多，有些具体病例因为环境变化，脱离了过敏源，荨麻疹不再发作了，这并不等于荨麻疹不经治疗就能自行痊愈。

荨麻疹属于过敏性疾病中的Ⅰ型超敏反应，一到冬天，不少年轻人就会被这个莫名其妙的“怪病”折腾得苦不堪言。病情比较轻微的，主要症状是皮肤瘙痒，影响日常生活质量；严重的，会引起过敏性休克、喉头水肿，甚至危及生命。

特别提醒：过敏性体质的人在生活上要特别注意，尽量选择绿色、无污染的蔬菜食用；尽量选择无食物添加剂、防腐剂的食物；尽量避免在外吃饭，烹饪时尽量选择优质油、盐等调料。同时，外出旅游时，荨麻疹病人应随身携带药物，以防万一。目前所有抗过敏药都是处方药，患者应在医生指导下使用，不要擅自购买。

两个进补方，冬季咳嗽不用慌

症状： 冬季咳嗽

妙方： ① 天冬、麦冬小火熬汤。此汤名为二冬汤，具有养阴润肺、生津止渴的功效，主要用来治疗上消、口渴多饮。② 鲜百合、梨、蜂蜜小火熬汤。此汤名为梨合汤，对治疗久咳肺阴、咳嗽痰少、咽干口燥效果甚好。

药理： 中医认为“肺主气，肺为娇藏”。所以肺很容易受伤，从而变得虚弱，天冬、麦冬具有养阴润肺、生津止渴的功效。梨、百合、蜂蜜都有润肺的作用，也适用于治疗咳嗽少痰的病人。

冬天气候变化大，尤其是寒冷空气会引起呼吸道的黏液分泌增加，支气管纤毛运动减弱，致使咳嗽的病人明显增加。经常在冬天患上咳嗽的人，不妨试试以上两个食疗方。

经常咳嗽者，可以多吃黑色食品，也可以进补枸杞、冬虫夏草等。另外，萝卜汤也可以用来治疗咳嗽。咳嗽痰多者，可以用冬瓜连皮带子炖汤喝，不吃皮和子。咳嗽还伴乏力、气短，消化功能弱者，可以常吃些山药、苡仁、白扁豆等。女性咳嗽者，可以常吃新鲜的龙眼，既能润肺止咳，还能美容养颜。

一到冬季咳喘患者就像进入一场噩梦，年年治，年年犯，没完没了地咳，胸肺针扎似的痛，卡在气管里的黏痰，一口一口的喘，把人折磨得嘴唇发青、指尖发麻、心跳加速等。

引起咳喘的因素很复杂，不过一个现象却很普遍，那就是到了秋、冬季症状会加重，甚至反复发作。中医认为，肺主管呼吸，与外界寒燥之气相通，当人体招至寒气、冷风侵袭，本已受损的气管、肺泡雪上加霜，最易发生呼吸道疾病，如咳嗽、老慢支咳喘、流感之类。严重的甚至会出现气急胸闷，稍稍活动就气短头晕，且并发肺气肿、肺心病。

咳与嗽是两个不同的症状。简单地说，有声无痰为咳，有痰无声为嗽，临床中多痰、声并见，难以截然分开，所以合称为咳嗽。中医认为“五脏六腑皆令人咳”，因而咳嗽一症非常常见。然而，同为咳嗽，症状也不尽相同，有的干咳无痰，有的咳嗽痰黄，有的伴有咽痒咽痛，有的又伴有喉中鸣响，进而引发哮喘。这些问题，仅仅穴位按摩就可以解决。

当然，中医的特色还是在于治未病，与其生病后想办法解决，还不如杜绝疾病的发生。要想从根本上解决咳嗽的麻烦，还是要从日常生活做起，好好爱护你的肺，这比任何有效的治疗都要好上千万倍。

燥为秋邪，易伤津损肺、耗伤肺阴，因此秋季应注意食疗以润肺。莲子、芡实、鱼鳔、蜂蜜等有滋阴润肺的作用；冰糖银耳汤、黄精秋梨汤、雪梨膏、百合莲子汤、山药莲子汤、芡实山药羹等也有养阴润肺的作用，不妨常食。每日至少要比其他季节多喝水500毫升以上，这样才能保持肺与呼吸道的正常湿度。

强健肺脏的最佳方法是适当的体育锻炼。可根据自己的喜好不同、体质差异，分别选择合适的锻炼方法，如慢跑、散步、打太极拳、门球、练气功等。另外，笑口常开不仅是治疗百病的“良药”，也是促进体内器官年轻的“灵丹”，对肺尤其有益。笑或唱歌时，胸肌伸展，胸廓扩张，肺活量增加，可促进肺内气体的交换，从而消除疲劳、解除抑郁、去掉烦恼，有助于恢复体力与精力。

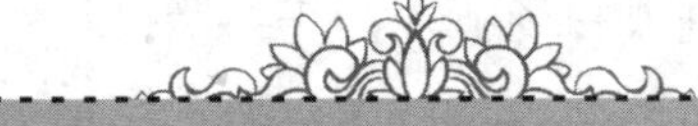

天寒补肾，黑米最好

症状：肾虚贫血

妙方：每餐吃50克黑米。黑米进补平和，尤其适于少年白发、产后虚弱、病后体虚以及贫血、肾虚等人。但因其不易消化，因此病后及消化能力弱者应慎食。

药理：黑米营养丰富，含有蛋白质、脂肪、B族维生素、钙、磷、铁、锌等物质，营养价值高于普通稻米。它能明显提高人体血色素和血红蛋白的含量，有利于心血管系统的保健，有利于儿童骨骼和大脑的发育，并可促进产妇、病后体虚者的康复，所以它是一种理想的营养保健食品。黑米具有滋阴补肾、益气强身、健脾开胃、补肝明目、养精固涩之功效，是抗衰美容、防病强身的滋补佳品。

寒冷季节里，首当其冲的是补肾气。在五脏与五行的关系中，黑色对应的是肾脏，而黑米性平、味甘，具有滋阴补肾、益气活血、暖肝明目的功效，是补肾的好食材。黑米可与白米一起煮饭，或与核桃仁、大枣、银耳、莲子等一同熬粥。因黑米外部是一层较坚韧的种皮，所以需提前浸泡而后才能煮烂食用，否则容易引起消化不良。另外，泡米的水要与米一同煮，以保存其中的营养成分。

有些人经常会很容易疲劳，晚上睡不好，白天没精神；时常头晕耳鸣，记性也差；更糟糕的是，头发开始大把地掉；有些人老觉得腰酸背痛，四肢无力；有些人夜尿多，一晚要上好几趟厕所。这些现象大多数是由于肾气不足造成的。

冬天为肾主令，宜补充阳气，养护肾气。而且，冬季寒冷，寒邪首先侵袭人的肾，只有肾气充沛才能阻挡疾患。冬季补肾多接触阳光、多泡脚不可少。阳光是大自然最大的阳气，冬季可以通过晒太阳的方式带动身体阳气。人的头、背都要多晒晒太阳。因为，头是阳气聚集的地方，但要注意避开眼睛以免晒伤。而晒背温暖身体，有助于预防感冒。

中医学认为，脚底是各经络起止的汇聚处，分布着六十多个穴位和与人体内脏、器官相连接的反射区，分别对应于人体五脏六腑。泡脚有舒经活络、改善血液循环的作用。所以，热水泡脚能滋肾明肝，非常适合冬季养生。

另外，通过运动达到收摄身心、克制私欲，从而起到固肾强精的目的。冬主收藏，皮肤当然也不能处于过于开泄状态，所以冬季运动不适合大汗淋漓，泡脚时水温也不宜太高，流汗后反而容易生病；同时，要注意契合自然规律。冬季的自然规律是天黑得早、太阳升起得晚，所以人也最好晚上早点睡觉，早上相对晚起床。老人起床时间比年轻人早，但也最好等待太阳升起后才起床，这样才有利于阳气收纳。

冬季皮肤烫伤，妙方能帮忙

症状：烫伤

妙方：① 石榴皮 500 克。洗净，加水 500 毫升，文火煎成 250 毫升，过滤去渣，加少许防腐剂备用。用时取药液浸湿纱布多块，贴于创面，纱布块之间留 1 毫米间隙。如无渗液，不必换药，痊愈时纱布自行脱落。② 金花草、茶油各适量。把金花草放在新瓦片上煅黑，存性，备用。烫伤部位用生理盐水冲洗后，取金花草末调茶油敷。此方用于烫伤效果最佳。③ 毛冬青叶适量，茶油适量。毛冬青叶洗净，晾干，研成细末，调茶油，涂患处，保持局部湿润。

药理：冬季烫伤多种多样，有热水烫伤、火烫伤等。虽然烫伤的方式五花八门，可是治疗起来都是本着恢复皮肤损伤为目的。以上三方对皮肤烫伤后保持皮肤湿润和烫伤皮肤恢复有非常好的疗效。

进入冬季，天气寒冷，洗手洗脸沐浴要热水，取暖要热量。一切都和热离不开，容易烫伤的时候也就多了起来。冬季烫伤主要有热水烫伤、热水袋烫伤、取暖烫伤、吃火锅烫伤等。

寒冷时节，裸露在外的面部、手部表面血管收缩，温度较低，尤其是刚从室外归来时，若突然用热水冲洗，热量不能及时被血液吸收，就很容易被烫伤；有时洗澡前未试水温，突然喷出的热水会造成洗浴者烫伤，从而诱发冻疮。另外，老年人喜欢用热水袋、电热毯保温取暖。而一些患有偏瘫、截瘫、阿尔滋海默病、糖尿病、脉管炎或中风后遗症的老人，因其末梢循环障碍，神经功能受损，所以感觉较迟钝，对热和痛觉不敏感，以致热水袋烫伤了皮肤还未察觉。这类老年人应该特别注意，家人也要多留心观察他们的取暖情况，以免烫伤。

冬季取暖烫伤是最容易出现的，如铁火炉、电炉等取暖器表面金属部位在使用时温度很高，人若不慎接触就会造成烫伤。老人和幼童行动迟缓，手脚接触时更容易烫伤，家人还须多加照看，注意安全。所以，冬季取暖使用铁火炉者，最好在火炉周围设防护栏。

冬季气温低，火锅取食成为人们喜爱的方式。故这个季节被火锅烫伤的患者很多。一种情况是，吃火锅时不小心将火锅弄翻，高温的火锅汤可造成烫伤，这种事故在一人一个小火锅的情况下更易发生。小孩好动，常为受害者。另一种情况是火焰未完全熄灭时，添加燃料，引起大火，造成烧伤。所以，吃火锅时，一定要看好小孩，注意安全，千万不可带火添加燃料。

此外，发生烫伤时，要切忌使用所谓的“土方法”，如采用涂抹菜油、麻油、酱油、食醋、米酒加黄糖、蛋清、芦荟汁、牙膏等，这不仅会给医生判断创面情况带来困难，而且有加重创面感染的可能。最好的办法是立即使用自来水直接、持续冲洗创面 15 ~ 20 分钟，或用冰敷数分钟，此方法既简单经济又能止痛，并可大大减轻皮肤烫伤程度，也便于送往正规医院进一步治疗。

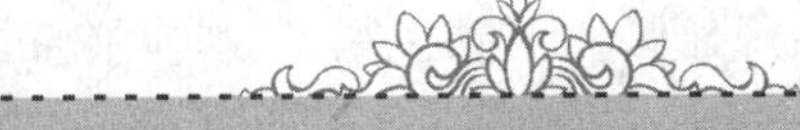

冬季谨防“高领晕厥症”

症状：高领晕厥症

妙方：让患者仰卧，解开其衣领，抬高其下肢，以利血液回流心脏，加快康复。患者清醒后，不要急于扶他坐起、站立，以防再度昏厥，如患者仰卧后仍然昏迷，应托起他的后颈部，使其头向后仰，抬起其下颌，以防舌根后坠阻塞呼吸道，引起窒息。

药理：此病常发于冬季，穿着高领服装的人群，尤其是 40 岁以上的中老年人，在转头速度过快时，会突然发生头昏、眼花、心动过速、恶心等症状，心脏功能不好的人甚至会因心脏停搏而昏厥。这种因高领服装引起的“高领昏厥症”，医学上称为“颈动脉窦综合征”。

冬季天气寒冷，许多人习惯穿高领毛衣、高领衫、高领棉袄等来保暖。但衣领过高、过硬、过紧会引发一种新的时装病——高领晕厥症。

一些穿着高领服装的男女青年，尤其是40岁以上的中老年人，在转头速度过快时，会突然发生头昏、眼花、心动过速、恶心等症状，心脏功能不好的人甚至会因心脏停搏而昏厥。这种因高领服装引起的“高领昏厥症”，医学上称为“颈动脉窦综合征”。

此病是高领压迫颈动脉窦所致。颈动脉窦是个小小的球状体，位于颈部外侧中点，甲状软骨上缘后侧，颈动脉搏动最明显的地方。当颈动脉压力增高时，颈动脉窦即出现反应，引起心率变慢、血压下降、周围血管扩张，从而调节血压、心跳，使之保持相对平衡，有的病人发生阵发性、室性心动过速，心跳突然明显加快时，医生往往按压一下他的颈动脉窦，以减慢其心跳。所以，医学上把颈动脉窦形象地比喻为心跳的“刹车器”。

衣领过高、过硬、过紧，或领带、衣扣过紧，较重项链的压迫等，均能使颈动脉窦突然受压，反射性地引起血压快速下降，心率减慢甚至停搏，致使脑部缺血，引起头晕、眼发黑等不良反应。上述症状可在几秒钟内消失，很快恢复正常。但它对在运动中或高空作业中的人来说十分危险，故不可掉以轻心。

预防高领晕厥症，要注意衣领不要太高、太紧。患有高血压和动脉硬化的老人更要注意保护好颈部，不要穿高领、硬领衣服，以免发生不测；在劳动和锻炼时，注意不要向颈部两侧加压；背东西时背带应避开颈动脉窦处；理发时系围巾不宜过紧；佩戴项链等颈部饰物要适可而止，不可过多过重，更不宜戴着睡觉。

冬天最忌胃寒，温中散寒食疗有方

症状：胃寒

妙方：①白胡椒酿红枣。红枣5个，白胡椒10粒。先将红枣洗净去核，白胡椒略打裂开。然后在每个已去核的红枣内放入白胡椒2粒，待煮饭时，放在饭面上蒸熟食用。此方温中补脾，暖胃止痛。适用于寒性胃痛。②姜汁牛肉饭。鲜嫩牛肉75克，姜汁适量，大米120克，糖、酒各适量。先将嫩牛肉洗净剁成肉糜，加入姜汁及酒、盐、糖、油腌一下。然后，将大米洗净煮饭，水分将干时，放入腌好之牛肉，文火焗透即可。此饭滋补温中，散寒醒胃。适用于脾胃虚寒、中气不足的胃痛患者。③胡椒羊肉汤。羊肉150克，胡椒10克，陈皮6克，生姜15克。先将羊肉洗净切块，起锅爆香。然后把胡椒、陈皮、生姜洗净，与羊肉一齐放入锅内，加清水适量，武火煮沸后，文火煮1~2小时，调味食用。此汤温中助阳，散寒止痛。适用于脾胃虚寒的胃痛患者。

注意：阴虚有热者不宜饮用本汤。

药理：气温急剧下降，常易引起人们胃痛发作，尤其是胃寒者。以上三方所选用食材、药材均为散寒之品，有祛除寒邪，给胃部温暖的功效，可减少胃壁的肌肉收缩痉挛，常用可使胃痛得到缓解。

冬天到了，你觉得哪儿冷？手冷？脚冷？头冷？耳朵冷？什么冷都不如胃冷！因为这种冷真是透心凉。

不是专业医生，怎么知道自己是胃寒还是胃热，阴虚还是阳虚呢？留意日常生活细节，其实可以粗略分辨。平时怕冷、口淡不想喝水、冬天四肢冰凉、胃口不好、常感疲倦无力的，多数为脾胃虚寒之人；而经常口干、口苦、大便干燥或排便黏滞不畅、脾气暴躁的，多为胃热之人。另外，胃泛酸水时伴有灼热感，一般为胃热，而胃寒的人泛酸通常是泛出清水。

临床中主要因脾胃虚弱而致胃病的人比较多，大约占了60%。有的人本身脾胃虚寒，但由于饮食等原因又夹杂湿热、湿滞、食滞等，所以单纯脾胃虚寒的其实比较少，更多的情况是虚实夹杂。

脾胃虚寒的人，应该采用暖胃的方法，日常做菜时可以多用胡椒、生姜，温补暖胃的羊肉当归汤是很好的适时补品。人体受到寒冷刺激后，胃酸分泌增加，胃肠易发生痉挛性收缩，胃病高发是规律。还有一部分人没有胃病，但天气一冷，特别容易出现反胃、腹泻、胃痛、唾液分泌多的情况，仿佛胃也受凉了。一般脾胃阳虚的人容易出现这种情况。所谓“脾胃阳虚”，在中医里的描述为：“腹胀满冷痛，喜热饮，喜暖喜按，呕吐清水，食少便溏，气短无力，舌淡，苔白滑，脉沉细。”通俗地讲，就是吃东西比较容易腹泻、腹胀，尤其吃冷东西时，有时还会回清水，反胃作呕。特别在冬季，这种现象会非常明显。

对这种体质的人，专家建议他们做菜、煮汤煮粥时，加入少量胡椒、干姜、陈皮。这几样食物性平辛温，能祛寒邪、保胃气。这个方法不只适用于冬季，对于脾胃阳虚的人，一年四季的饮食都可以坚持，且凉是他们的大忌。吃冷食，身体受寒都特别容易引发腹泻。

经常反胃也是胃寒的表现，可以口含生姜扭转此症状。中医有云：“生姜为呕家圣药。”专家介绍，生姜是对付反胃、呕吐最有效最简便的方法。反胃想呕吐，可以切一片薄薄的生姜含入口中，唾液把辛辣的姜汁吞入胃中，就能缓解呕吐症状。

另外，冬季胃寒宜多喝热粥。粥的主要原料多为粳米、小米或糯米，它们不但含有丰富养分，而且性味甘平有和胃气、补脾虚的功效，因而冬日食大米粥非常有益。

“谁有胃药？我胃痛了！”办公室里经常会听到这样的声音。胃痛的时候，赶紧吃胃药，能够快速止痛，这是很多人的做法，但专家警告，胃药不可乱吃。“有胃病，不搞清楚原因，凭经验或凭口碑自己买药吃，无论中药西药，这种做法都是错误的。”像吗丁啉这种推动胃肠蠕动的胃动力药，胃胀时用效果好，但胃痛的原因和情况很多，比如伴有腹泻症状时，胃肠本身蠕动速度加快，用吗丁啉反而对病情不利。

有的人胃痛就吃止痛药片，其实市面上的止痛片大都是解热镇痛药，对于炎症性疼痛、一般的牙痛、关节痛等有一定效果，但对于因胃病而引起的疼痛，不但没有止痛作用，还会因为刺激胃黏膜、容易引起胃黏膜糜烂或出血而加重病情。

最受女性欢迎的冬季痛经妙方

症状： 痛经

妙方： ① 黑豆 60 克，鸡蛋 2 个，黄酒或米酒 100 毫升。将黑豆与鸡蛋加水同煮即可。具有调中、下气、止痛功能。适用于妇女气血虚弱型痛经，并有和血润肤的功效。② 山楂肉 15 克，桂枝 5 克，红糖 30～50 克。将山楂肉、桂枝装入瓦煲内，加清水 2 碗，用文火煎剩 1 碗时，加入红糖，调匀，煮沸即可。具有温经通脉、化瘀止痛的功效。适用于妇女寒性痛经症及面色无华者。③ 干姜、大枣、红糖各 30 克。将前两味洗净，干姜切片，大枣去核，加红糖煎。喝汤，吃大枣。具有温经散寒的功效，适用于寒性痛经及黄褐斑。

药理： 痛经是指经期前后或行经期间，出现下腹部痉挛性疼痛，并伴全身不适。痛经严重影响日常生活。疼痛会蔓延至骶腰背部，甚至涉及大腿及足部。以上三方对缓解冬季女性痛经所带来的乳房胀痛、肛门坠胀、胸闷烦躁、悲伤易怒、心惊失眠、头痛头晕、恶心呕吐、胃痛腹泻、倦怠乏力、面色苍白、四肢冰凉、冷汗淋漓、虚脱昏厥等症状，有温经通脉化瘀止痛的功效。

月经是特有的生理现象。健康女性平均一生会有 400 次月经，按照每次 5 天来算，她们一生中有五年半的时间是在生理期度过的。在这些日子里，超过八成的女性会受到痛经的困扰。痛经现象十分广泛，近些年我国痛经发病率不断上升，是10年前的2~3倍。妇科疾病专家指出，秋、冬两季是痛经患者最严重的两个季节，痛经患者在这两个季节更要倍加注意，为日后的身体做好健康储备。

女性朋友必须懂得痛经是个长期伴随左右的问题，需要在经期和日常生活中呵护身体，方能为以后的健康体魄打好基础。防护工作不可少。女性的腰部纤细迷人，但它不仅是风景，也是一处健康敏感区。冬季若经常穿低腰裤，腰部就容易受凉，下半身就容易着凉，直接导致女性宫寒。女性宫寒就会引发手脚冰凉、痛经等症状。

下半身着凉会直接导致女性宫寒，除了手脚冰凉、痛经外，还会造成性欲淡薄。宫寒造成的淤血，导致白带增多，阴道内卫生环境下降，从而引发痛经、盆腔炎、子宫内膜异位症等。因此，做好腹部的保暖工作，就可以避免许多妇科疾病。

此外，下半身缺乏运动会导致盆腔淤血，使痛经加重，同时对心脏和血管不利，还会导致女性乳房下垂。另外，女性阴部常年湿润，如果能充分地通风透气也能减少患上妇科病的可能性。私处湿气太大，容易导致霉菌性阴道炎，从而引发女性痛经。注意尽量少使用不透气的卫生护垫。

饮食上一定要当个“杂食动物”。每天宜食四种以上水果和蔬菜，每星期吃两次鱼。另外，在早餐时摄取各类谷物和奶制品，适当补充纤维素、叶酸、维生素C和维生素E等。月经期禁食腥冷辛辣等刺激食物。

痛经患者经期要保证充足的睡眠。可照常工作与劳动，但要禁止剧烈运动，如打球、游泳、赛跑、扛挑重物等，以免发生经血过多或闭止不潮，致气血损耗或气血运行不畅，使痛经反复发作。一些白领妇女有经行腹痛者，不可长期以一种坐势伏案于电脑旁，应适当走动，使气血畅通。

冬季锻炼易扭伤，仙人掌能帮忙

症状：扭伤

妙方： 先冷敷伤处，24 小时后，开始热敷；同时取适量新鲜仙人掌，刮去外皮捣成糊状，涂于患处，再用纱布缠裹。每日 2 次。

药理： 血遇热而活，遇寒则凝，所以在受伤早期宜冷敷，以减轻局部血肿；在出血停止以后再热敷，可加速消散伤处周围的瘀血。现代药理研究证明，仙人掌中的三萜皂苷有明显的镇痛抗炎作用，比罗通定的效果还要好。

冬季，是户外运动锻炼身体的好时候，不少人却在锻炼过程中引发损伤，结果事与愿违。养生专家告诉我们，冬季不同于其他季节，运动锻炼稍微不得当，就会造成身体损伤。由于天气寒冷，手脚不灵便。特别是老年人，四肢末端的血液循环变慢，韧带的弹性、伸展性和关节的伸展性较低，如果在运动过程中动作过大过猛，易引起高血压、动脉硬化、脊椎骨质增生等疾病症状。

所以，在冬季进行户外锻炼时，应做好准备活动，运动开始前通过轻微伸展等活动进行热身，提高肢体灵动性，从而有效避免运动中扭伤事故的发生。

扭伤，属于闭合性软组织损伤之一。多在外力作用下，使关节发生超常范围的活动，造成关节内外侧副韧带损伤。关节出现疼痛、肿胀、皮下瘀血、功能障碍等症状，其程度随损伤程度而加重。轻者发生韧带部分纤维断裂，重者则韧带纤维完全断裂，并引起关节脱位或半脱位，同时合并关节内滑膜和软骨损伤。

一般来讲，如果自己活动时扭伤部位疼痛。但并不剧烈，大多是软组织损伤，自己就可医治。可以先用弹性绷带或充气式固定器加以压迫，防止进一步肿胀，同时将下肢抬高，增加静脉血回流以防肿胀。此时更是冰敷的最佳时机，以防止内出血持续。根据具体情况掌握冷敷频率，登山活动可以按照每小时敷 20 分钟进行，但需避免冻伤。要正确使用热敷和冷敷。热敷和冷敷都是物理疗法，作用却截然不同。血遇热而活，遇寒则凝，所以在受伤早期宜冷敷，以减轻局部血肿；在出血停止以后再热敷，可加速消散伤处周围的瘀血。一般而言，受伤 24～48 小时后始用热敷。这是任何伤口处理中都应该遵循的原则。同时用以上妙方，疗效显著。

我国传统医学认为，仙人掌性味苦寒，入心、肺、胃三经，具有行气活血、清热解毒、散瘀消肿之功效。主治心胃气痛、痞块、痢疾、咳嗽、喉痛、肺痈、乳痈、疔疮、烫火伤及蛇伤等。这些在历代中医药文献和民间著作中都曾有记载。

现代药理研究证明，仙人掌含槲皮素-3-葡萄糖甙、异鼠李素、酒石酸、苹果酸、琥珀酸以及多种氨基酸、维生素及微量元素，对金黄色葡萄球菌、大肠杆菌、枯草芽孢杆菌、蜡状芽孢杆菌有抑制作用。仙人掌提取液能抑制 DNA 和 RNA 病毒的复制，并使细胞外病毒失活。此外，仙人掌还有激素样抗炎作用。有专利记载，从仙人掌中提取芳香族胺和糖类，可用于治疗炎症、疼痛、皮肤瘙痒和局部体温过高等症。民间常用仙人掌治疗乳腺炎、腮腺炎，均有较好的疗效。另外，仙人掌中的三萜皂苷有明显的镇痛作用，比罗痛定的效果还要好。

冬季补气血，男女皆宜的妙方

症状：气血亏虚

妙方：① 羊肉 500 克，当归 30 克，生姜 50 克。羊肉用清水洗净后用生姜爆炒，当归则以纱布包裹，再与爆炒好的羊肉一起煮汤。此汤特别适宜气血亏虚、大病久病及产后的女性食用，对改善痛经、月经不调也有显著效果。② 高丽参 15 克，田七 10 克，猪蹄掌（也可换成鸡肉或瘦肉）50 克。隔水炖一小时。此汤有补气、活血、通络的功效，适用于高脂血症、高血压、糖尿病、冠心病等患者。③ 阿胶 15 克，蜜枣 1 个，鸡肉 50 克。隔水炖一小时。此汤有补血养血安神的功效。适用于气血虚弱、头晕、失眠、胃痛者食用，男女均宜。

药理：当归生姜羊肉汤的主要材料是羊肉、生姜、当归三味。其中，当归是常用的补血药材，有活血养血补血的作用，生姜则能解表发汗、温中散寒，前两者配以温补的羊肉，可起到驱寒温中、补气血的作用。高丽参、田七等也具有补气活血的功效。阿胶、蜜枣、鸡肉等更是补血补气的佳品。以上三方在冬季养生作为日常辅助调理时食用男女皆宜，对于怕冷的贫血患者以及产后气血两亏的女性身体的恢复也很有帮助。

天气一冷，大家纷纷穿上了厚厚的冬装，即使如此，有些人还是觉得身体不够暖。“为什么会这么怕冷呢?”对于病人的咨询，专家说，冬天的主气是寒，寒性凝滞会使血液循环不畅，同时寒邪易伤阳气，人体没有阳气温煦，气血循环不足，就会带来一系列的不适反应。

“通常而言，阳虚、血虚和气虚的人会有比较明显的感觉。但从防病角度来看，男女老少都可能因血液循环减弱受到影响，像频繁感冒、月经不调、胃胀胃痛、心脑血管疾病发作等。所以，养血活血是适宜大众的冬季养生之道。”

气温很低时，人们最先感到的即手脚冰冷。这个现象很好理解，天气冷了，人体血管收缩，血液回流能力减弱，就会使得手脚特别是指尖部分血液循环不畅。手脚冰冷，还有很多疾患会因血液循环不畅产生，切莫忽视了其中的隐忧。

中医认为“气为血之帅，血为气之母，气能生血，血能载气，二者不能分开”。气血不畅者本来身体就虚弱，再加上冬季“寒邪”伤及阳气，身体的抵抗力变低，寒邪从肌表侵入，就容易引起感冒，尤以儿童老人多见。此外，寒性凝滞，易致气滞血瘀、经脉不通，身体器官得不到血液的营养，疼痛则随之而来。如女性痛经及经期延长，脾胃虚弱者胃痛胃胀，以及心脑血管患者突发胸闷、胸痛、头晕、心肌梗死、中风等，都与此相关。但这些常常被人所忽视。

羊肉能大补气血，而且温中散寒，补而不燥，是冬季大补气血的最佳食物。应该强调的是，凡阴虚火旺、体质偏热者不宜服用。儿童“脾常不足”，脾主运化，与气血关系密切，气血不足则运化不好，进而肺卫功能差，即呼吸道和皮肤外表抵抗力弱，容易发生感冒。专家建议用太子参6~10克、瘦肉100克，加水煮半小时，给孩子喝汤吃肉，能大大提高抵抗力；还可用独脚金5~10克，加水煮半小时，去药渣后再把独脚金水和鸡肾50克一起煮20分钟，给孩子喝汤，能起到健脾、促进气血运行的作用。

另外，食疗进补固然好，但若吃进去的营养得不到很好地吸收，体内的垃圾不能顺畅排出体外，效果也会大打折扣。运动能促进气血通畅，通则不痛，同时身体各个器官的功能也会更好地发挥作用。比如肺的“吐故纳新”、大肠蠕动及皮肤毛孔排汗，这些都是人体排泄的重要管道，运动后管道通畅，排泄加快，体内垃圾排出体外就越快越多。此外，运动也能促进脾胃的运化功能，使身体保持平衡的状态。

手脚冰凉，适量补铁很关键

症状：手脚冰凉

妙方：将猪肝、瘦肉洗净，剁碎，加油、盐适量拌匀；将大米淘洗干净，放入锅中，加清水适量，煮至粥将熟时，加入拌好的猪肝、瘦肉，再煮至肉熟透即可。

药理：中医认为，手脚冰凉是一种“闭症”，受到天气转凉或身体受凉等因素影响，致使肝脉受寒，肝脏造血功能减弱，导致肾脏阳气不足，肢体发凉，手脚发红或发白，严重的甚至出现疼痛的感觉。现代医学认为，手脚冰凉是因为血液中的铁含量减少，猪肝和瘦肉中含有大量的铁，人体吸收后会增加血液中铁的含量，可有效治疗手脚冰凉的症状。

穿很多衣服，喝很多热水，哪怕是抱着热水袋，但是在这个气温骤降的冬季，还是有那么一群人会感到手脚冰凉，“寒从脚下起”，手脚的冰凉又会导致全身发冷。

对于很多人来说，手脚冰凉几乎已经是一种“常态”。人体基础代谢率较低、血液储备能力降低、神经末梢循环不好、体温调节不佳等都可能让人感到手脚冰凉，这些情况在老年人及中青年女性身上表现尤为突出，而且脑力劳动者要比体力劳动者更易出现手脚冰凉症状。只要保持心情愉快、做好保暖、适当运动、注意饮食调养，手脚冰凉就能得到改善。

“养树护根，养人护脚”，脚底有无数神经末梢与人体各部位相连。要想消除手脚冰凉，既懒得运动，又不想吃吃补补，最省力的办法就是坚持热水泡脚。每晚睡前可以用40℃左右的热水泡脚，还可以根据自身需求在水中加入生姜、甘菊、迷迭香等精油，以促进血液循环；同时可以一边泡脚，一边按摩脚底，效果会更好，直至泡到全身微微出汗为止。

此外，对于手脚冰凉特别严重的，可以在泡完脚后穿上袜子睡觉，这样整个身体都暖暖的，不仅能很快入睡，还能整晚有个好睡眠。患有心脑血管疾病的患者和老年人，泡脚过程中如果出现胸闷、头晕的，应暂时停止，躺下休息。

手脚冰凉很大一部分原因是缺乏锻炼引起血液循环不良。不妨每天早起做做运动，甩甩胳膊，跑跑楼梯，原地跳跃，舒展筋骨。只要每天花上20~30分钟的时间做运动，加速血液循环和新陈代谢，使气血运行，全身就会变得暖乎乎，一整天都会充满活力，不容易发冷。冬季推荐的运动有慢跑、跳舞、跳绳、打太极拳等。

需要注意的是不可以运动过度，因为高强度的运动会导致大量出汗，反而会“发泄阳气”，起到相反的作用。当然，还要特别注意腿、脚的保暖，不要穿太紧的衣服，以免阻碍血液循环。每天至少要保证6个小时的睡眠时间，充足的睡眠有利于储藏阳气，蓄积阴精。另外，按揉手背手腕上的阳池穴、足部的涌泉穴等有一定的作用；还可以经常揉搓手、脚心，以改善末端血管的微循环状况。对于非疾病原因的手脚冰凉，要从日常生活各方面着手，快快开始运动、食疗、吃药膳、泡澡、按摩……自然会四肢温暖、面色红润，让冬天不再寒冷。美丽“冻”人要不得。要特别注意腿、脚的保暖，如果下肢保暖做得好，全身都会觉得暖和。尤其要注意关节的保暖，关节保护不好容易使凉气进入，易得风湿病。不要穿太紧的衣服，以免阻碍血液循环。晚上睡觉前，记得泡脚，脚热了更容易入睡。

另外长期手脚冰凉会导致手脚被冻伤，还会引发风湿病，造成诸多身体不适。如不及时加以预防，会导致精神不佳、身体畏寒。寒性体质的人群，日常应多摄取含维生素 E、铁质、蛋白质丰富的食物，以及一些性属温热的食品，来提高机体耐寒力，如坚果类的核桃仁、芝麻等；蔬菜类的韭菜、胡萝卜、菠菜等；水果类的杏、桃、木瓜等，其他如牛肉、羊肉、糯米、黄豆、红枣、红糖等也都属于温热性食物。此外，冬天喝人参茶、桂圆茶等不仅能让身子变暖，达到滋补的效果，也能让手脚不再冰凉。

研究发现，人体血液中缺铁会怕冷。贫血的女性体温较正常血色素的女性低 0.7℃，产热量少 13%。贫血者当增加铁的摄入后，耐寒能力会明显增强。因此，怕冷的女性可增加对含铁高食物的摄入量，如多吃点动物肝脏、瘦肉、菠菜、蛋黄等。当然，补铁也不能盲目，还要重视让血液更好地循环流动，身体才会产生更多热量，这同样可以通过饮食来完成。多吃清淡的食物，蔬菜以绿叶菜为主，多吃橙子、猕猴桃等维生素 C 含量高的水果，以提高身体的抗氧化能力。另外，多补充维生素 E；多吃含烟酸的食物和 B 族维生素，能扩张末梢血管；多吃坚果、胡萝卜等温热性食物，避免吃生冷的食物、冰品或喝冷饮；适当吃些辛辣食物如辣椒、胡椒、芥末等可促进血液循环。不要偏食、过度减肥，让身体储存些适量的脂肪，可帮助维持体温。如果预先知道今天因工作忙碌，无法按时吃饭，可先准备些饼干、面包，或是人参茶等适时地补充热量。

中医的老姜米酒泡脚法对脚凉有非常好的疗效。人体共有 12 条经络，每晚沐足熏染透过温暖脚部，便能带动气血运行，经过连接的经络，从而温暖全身。方法如下：第一天，先用老姜 500 克榨汁，20° 米酒 2400 毫升，盐 100 毫升，调和后泡脚 20 分钟，再加开水泡 20 分钟；第二天，继续使用第一天的水加开水泡 20 分钟；第三天，继续使用第二天的水再加开水泡 20 分钟；第四天，换水，依次按照上面步骤进行。

冬季气候干燥，不妨喝点冬蜜

症状：冬季流感、咽喉肿痛、皮肤干燥

妙方：食用冬蜜。冬季食用蜂蜜的最简单方法是直接冲服，每天两次，每次30～50毫升；用金银花、菊花和鸡蛋花等清热解毒祛湿的花茶冲服，对预防流感效果特佳；长期用红、绿茶水冲蜂蜜饮用，对慢性咽炎有很好的辅助疗效；老人和体弱者，冬季多饮蜂蜜可大大减少疾病发生。另外，由于天气干燥，浑身痕痒不止的中老年人，若在温水中加入50毫升冬蜜洗澡，痕痒立止，不妨一试。

药理：明代李时珍的《本草纲目》有"蜂蜜补中益气，除百病和百药，久服强志轻身，不饥不老，延年益寿"等记载。在冬季常食冬蜜，除了对冬季流感、咽喉肿痛、皮肤干燥等症状有很好的疗效之外，还十分有益于身体健康。

冬蜜顾名思义就是冬季收获的蜂蜜。蜂蜜是蜜蜂采集植物花粉花蜜，经充分酿造而成的天然混合物，主要含果糖、葡萄糖、有机酸、维生素、微量元素、氨基酸和多种酶类等成分，其中最重要的是对人体生长发育有重要作用的牛磺酸。冬蜜由于含水量少、浓度高、香味浓郁，特别适于保健、药用及贮存。

冬季天气寒冷而干燥，人们很容易患流感、咽喉肿痛、皮肤干燥、瘙痒不止等病。此时进食蜂蜜对增强抵抗力、强体健身意义更大。食用蜂蜜时，要选用纯正的蜂蜜，才能达到预期的祛病强身目的，否则不仅无益，反而有害。

目前市场上制造假蜂蜜的方法主要有两种：一是用糖浆加入小量蜂蜜装入瓶中制成；二是用白糖加酸或酶经转化后，再加入香精和色素制成。这些假蜜含99%以上蔗糖或转化糖，不含维生素、微量元素和氨基酸等人体必需的重要的营养物质，也不符合质量标准及卫生要求，人们食用这些假劣蜂蜜，百害而无一益。纯正蜂蜜具有蜜源植物特有的花香，如鸭脚木蜜有一股鸭脚木特有的令人愉快的清香，桂花蜜则有人所共知的桂花芳香，荔枝蜜则是荔枝的幽香，桉树蜜则有桉树叶的特殊气味……而假蜜则没有这些香味或香味很淡。另外，直接用白糖浆配制的假蜜，不仅有一股白糖水特有的气味，且黏稠度很低，摇动瓶子，糖浆挂壁时间短，且十分清澈透明……至于用蔗糖转化方法造假的蜂蜜，还得借助化学检测方法，方能验明其正身。

另外，在饮料市场，凡是以“蜂蜜饮料”名称出售的商品，都不是纯正蜂蜜。要警惕唯利是图的商人挖空心思蒙骗顾客，如在商品标签上将蜂蜜饮料这个商品名称分开两截来表达：把“蜂蜜”两字印得又大又醒目，而“饮料”两字却颜色很浅或模糊不清。只有在商品标签上清楚地标明：执行 GH/T1001GB14963标准为检测依据的蜂蜜才是纯正的蜂蜜。

寒冷冬天小心冬季缺氧症

症状：冬季缺氧症

妙方：一旦出现“冬季缺氧症”的临床症状，应立即打开窗门通风换气，并作深长呼吸，以呼出体内积聚的二氧化碳，吸入新鲜空气（氧气）。但在这之前，最好先解开围巾、领带以及衣领纽扣等，以免上述东西压迫气管，妨碍呼吸道通畅，影响通风换气效果，以及避免上述东西压迫颈动脉，影响大脑供血。北方高寒地区的患者，通风换气时间不宜超过 15 分钟，以免被冻伤。

药理：冬季缺氧症是由于冬季气候寒冷，人们室外活动少，而且紧闭窗门，室内开放空调、暖气或生火取暖等，以致室内空气流通不良、空气污染所致。

进入冬季，由于疲劳乏力、精神不振、胸闷、气短、头痛等症状开始明显增加。与此同时，不少人开始感觉到呼吸有压力或者感冒次数增多，还有人出现了嗜睡、反应力迟钝等现象。以上这些症状的出现，固然跟换季时人们对外界的反应有关，但另一个重要的原因就是由于气温降低，人们待在封闭空间里的时间大大加长，氧气供给不足造成的。一些专家特别指出，如果缺氧时间过久，人体可能会出现一系列疾病，甚至可能危及生命。所以，冬天应该特别警惕缺氧综合征。

随着气温的下降，家家户户紧闭门窗，人们也大大减少了室外活动的机会。这样一来人们在各种各样的密闭条件下，导致了身体的缺氧，尤其呼吸不到新鲜空气，使大脑长期缺氧，就会引发各种疾病。尤其是冬天，大家图暖和，不开门窗，室内空气一整天都得不到更换和补充，很容易造成空气质量下降。缺氧会让人感到疲劳和精神不振。医学专家提醒：缺氧严重会有胸闷、气短、头晕、头痛等现象，并使机体免疫力下降。

我国很多地区的居民还有冬天生煤炉或炭火取暖的习惯，这更容易引发一氧化碳中毒和缺氧，如果不能保持良好的通风条件，不仅会带来各种疾病，最严重的会危害生命安全。所以，每年冬季都是缺氧症的高发期，也是人们最应该注意健康的季节。

氧气乃生命之本，更多地呼吸新鲜氧气，可以保持头脑清醒，记忆力增强，使血液循环流畅，具有预防动脉硬化、预防痴呆、预防癌症等功能；同时对哮喘、疲劳的康复，调节血压的中枢神经系统，康复、提高衰弱的心肺功能有极大的效果。另外，人体中对氧气最敏感的部位是大脑，孕妇通过胎盘给胎儿提供氧气，呼吸新鲜空气，可生下聪明胎儿；接收氧气的有氧性运动也是糖尿病的有效疗法；充足的氧气供应还可以活跃皮肤的血液循环，使皮肤健康，使其富有弹性；平时不断地呼吸新鲜空气，对改善体质、克服病魔是很重要的一点。

“冬季缺氧症”有如下临床症状。

1.**中枢神经系统症状：**头晕头痛、精神不振、反应迟钝、疲惫无力和嗜睡等。

2.**呼吸系统症状：**胸闷不适、呼吸困难、咽痒咳嗽等。

3.**循环系统症状：**心悸不适、心跳加快、或心跳减慢等。

4.**外周循环不良症状：**口唇发绀、四肢不温、脸色苍白、易生冻疮等。

5.**消化系统症状：**食欲缺乏、口淡无味、腹胀不适和大便秘结等。

此外，有的人因缺氧而出现机体免疫力下降、感冒次数增多且不易痊愈等症状；原有心、肺疾病患者可因“冬季缺氧症”而使原心、肺疾病症状加重；如因生火（如煤火、炭火或柴火等）取暖而导致一氧化碳中毒者，则可有面色潮红、口唇樱桃红色、昏迷不醒和呼吸循环衰竭等症状。

有环境保护研究资料显示，家居或办公室内每换气一次，可去除居室或办公室内50%～60%的混浊和有害气体；可使机体血氧浓度升高65%或以上；可使机体二氧化碳排出80%以上；并可大大提高人们的工作或学习效率。通风换气的具体做法为：每天早、午、晚各打开窗门一次，每次15～30分钟；如换气时室内外无明显空气流动，则可适当借助于抽风机、电风扇或空调机来通风换气。

北方高寒地区室内、外温差大，不大适宜每天几次打开门窗通风换气，则可根据自身条件，利用现代家电通风换气。如有条件的家庭或单位可安装室内空气净化器，每天定时开启，以净化室内空气，消除室内二氧化碳，提高室内氧气浓度；如果空调有“通风”或“换气”功能，则可通过使用此种功能通风换气。

对于一些不宜每天数次开窗门且无上述现代家电的家庭，则可因陋就简，采用熏蒸法来消毒室内空气。方法一：取食醋5～10毫升/立方厘米加水1～2倍，紧闭门窗，加热熏蒸至食醋蒸发完毕为止（因为食醋含5%醋酸，对某些致病菌和病毒有抑制作用）；方法二：取纯乳酸12毫升/100立方米加等量水，放于碗内，加热熏蒸（熏蒸前关闭窗门），熏蒸完毕后移去热源，室内继续密封2小时，然后开窗换气15分钟即可。

冬季脑卒中，药膳调理来预防

症状：冬季脑卒中

妙方：①高丽参9克，西洋参6克，猪瘦肉50克。先将高丽参和西洋参切成薄片，与洗净的猪瘦肉一起放进炖盅内，加进100毫升冷开水，隔水用中火炖2小时，待温，饮服。本药膳具有益气救脱作用，对于体虚脉弱、气虚阴亏、正气欲脱的中风患者较为适宜。② 天麻24克，枸杞子30克，鲜鲍鱼（连壳）250克，生姜一片。将鲍鱼壳（即石决明）洗净打碎，鲍鱼肉、天麻、枸杞子、生姜洗净，与石决明一齐放入瓦锅内，加适量清水，武火煮沸后，文火煮1小时（天麻不宜久煎），调味即可，分次饮用。本药膳有熄风潜阳、降血压作用，对于肝阳上亢的中风患者较为适宜。③ 鲜竹沥50毫升，鲜姜汁10滴，大米50克。取1米左右的新鲜淡竹1段，架在柴火上，烧烤其中间部分。这时由两端流出的淡黄色液体便是竹沥。取出50毫升备用。大米洗净，用砂锅煮粥，待粥熟烂后，加入竹沥和生姜汁，调匀后，少量多次温热食用。若无生姜汁，也可用生姜三片在粥半熟时，加入同煮至熟。本药膳有较强的清热化痰作用，对于痰热内盛、喉间痰鸣的中风患者较为适宜。

药理：引起脑卒中的原因，除无法干预的年龄、遗传等因素外，就是高血压、低血压、心脏病、眼底动脉硬化、糖尿病、高脂血症、吸烟、饮酒、肥胖等，这些致病因素多会在寒冷的冬季特别凸显，诱发脑卒中的发生。以上食疗方有熄风潜阳、降低血压，对中风患者效果明显，长期坚持食用效果更佳。

进入冬季，冷空气活动越来越频繁，与季节冷暖紧密相关的脑卒中也开始进入多发期。每年冬季发生的急救事件中，脑卒中、心肌梗死患者占了相当大的比例。因受寒冷空气刺激，脑卒中轻者出现短暂性脑缺血，重者出现脑梗死，甚至出现脑出血，其致死、致残率相当高。

冬季气温降低，受寒冷刺激后，人体毛细血管收缩，血循环外周阻力加大，会引起血压升高，促使血栓形成。老年人由于机体生理功能趋于衰老，一旦气温骤变，机体调节机能不能很快适应，更容易导致血压的升高，诱发脑卒中。脑卒中的发生一般比较突然，如果抢救处理不及时、恰当，往往会导致严重后果；相反，如果积极预防，多加留心，不但能够有效阻止脑卒中的发生，就算中风出现，也能争取时间，取得较好的预后效果。

脑卒中，简单地说就是突发性脑神经功能障碍，包括肢体乏力、麻木，视觉不清，言语不明，站立或步行不稳，短暂的意识不清，眩晕或嗜睡等。所以，如果前一分钟还好好的突然间就出现这些现象，或是前一晚还好好的一早醒来就发现这些现象，那很可能就是脑卒中。如果出现难以忍受的头痛，头痛由间断性变为持续性，或伴有恶心呕吐，这常常是由于动脉内压力突然升高，使血管壁痛觉感受器受刺激所致。这可能就是脑出血的信号，应特别注意。

一旦注意到有脑卒中发作的可能，一定要赶快将患者送到有神经内科和脑外科的医院急救，并将病情准确地转告医生。内容包括发作的具体时间，是否呕吐，症状是否逐渐恶化，意识情况如何，头痛的程度，是否有手脚麻痹、语言障碍，是否在服用降血压药，有没有受伤等。

有关调查显示，脑血管病人尤其是脑梗死病人，如果在 6 小时以内进行治疗，往往疗效较好，其中 30% 的病人肢体偏瘫能够得到戏剧性的改善，85% 的病人神经功能能够明显改善，为恢复期的康复治疗打下良好基础。那些超过 6 小时送到医院的，则恢复较难，有的会留下终身残疾，有的甚至很快死亡。但是能在 6 小时以内及时送到医院治疗的病例非常少，大部分病人错过了最佳治疗时机。如果身边有人患脑血管病，应马上通知急救中心，尽快将病人送到有条件的医院救治。

在出现脑卒中的病人中，有相当一部分并不知道自己患有高血压，这是导致部分平时并没有什么毛病的“健康人”脑卒中突然发作的一个重要原因。据估计，目前大约还有一半高血压患者没有查出来，处于隐匿状态。由于高血压是导致脑卒中、心血管疾病的重要危险因素，所以每一个人都应了解自己的血压情况。医生建议人们至少每年测量一次血压，如有问题好及时应对。

预防脑卒中主要应控制好危险因素。吸烟可使中风的危险增加一倍，高危人群应尽快戒烟。高血脂同样会增加脑卒中的危险，肥胖者应经常检测血脂。每天快步行走至少 30 分钟，骑自行车、游泳、跳舞、打乒乓球等有氧运动，也有助于脑卒中的预防。

预防脑卒中调整饮食结构很关键，要多食用低脂肪、低热量、低糖的食物，多吃含钾较多的食物，如海带、蘑菇、蔬菜等。此外还要坚持体育锻炼，适当减轻体重。保持乐观情绪，避免紧张、焦虑、恐惧、抑郁等不良情绪对于预防脑卒中也可以起到一定的作用。

脑卒中的发作常常是高血压、心脏病、脑动脉硬化等多种危险因素长期作用的结果。防止高血压、高血脂、高血糖和动脉粥样硬化症状出现，尤其是维持血压正常水平尤为重要，如果出现头痛、肢体麻木等症状，应尽快到医院就诊，避免发生意外。

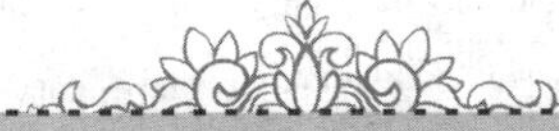

冬季关节痛，穴位按一按

症状：关节痛

妙方：按压和香烟灸手背的虎金寸穴可以止关节痛，在家中可以用香烟灸，外出可以按压、揉搓。只要认真地坚持刺激，准会生效。

药理：按摩手背上的虎金寸穴，可促进相关内脏的血液循环，加速关节和末端血液回流，可有效治疗关节痛。

秋冬过渡季节，气象要素变化剧烈。晚秋、初冬较强的冷空气会引发关节病痛的发作。一般来说，当日温度变化在 3℃以上，气压变化大于 10 百帕以上，相对湿度变化大于10%以上时，关节痛病人就会多起来。

疼痛发作也可能出现在天气变化的前一天，这就是“旧伤疼痛明日雨”的由来。因此，有关节炎和其他伤痛的患者，平时要加强锻炼，以改善和调节关节功能，减少关节病痛。在天气变化前采取保暖、驱湿措施。

关节痛是关节炎的表现形式之一，风湿性关节炎的初期，先是小关节痛，随着病情的进展，便会出现大关节痛。发展至此，关节僵硬，活动不便，手脚不灵，不听使唤，这就成了慢性关节炎，此时治愈相当困难。由此可知，风湿性关节炎是一种顽症。

防治风湿性关节炎，必须先促进全身血液循环，调整激素平衡，为此应该用五指指尖的少商、商阳、中冲、关冲、少冲和少泽穴及手指指岔处的四个八邪穴，仔细揉搓指尖和指岔，可促进相关内脏的血液循环，加速关节和末端血液回流。此外，按压促进血液循环的神门穴和太陵穴，调整激素平衡的阳池穴，也会有理想的效果。

防治关节痛要多晒太阳，注意防寒湿、保暖，膝关节疼痛时，尽量多休息。疼痛缓解后，每天在平地慢走两次，每次 20 分钟。减少上下楼梯、跑步等使膝关节负重的运动，不得已走楼梯定要扶住楼梯或持拐杖，不要长时间处于一种姿势。

关节炎是一种常见病，即中医所说的痹症。关节炎是机体一处或多处关节发炎，特征是关节疼痛、肿胀、僵硬、变形或活动范围受限。任何部位的异常都会导致关节炎，而关节炎可突然发生也可渐渐发生，表现为剧烈的烧灼样疼痛或碾磨样疼痛。

关节炎不但种类繁多，而且病因和诱发因素各有不同，给预防和治疗都带来较大的困难。但如果在日常饮食上多注意一些，积极而有效地配合临床治疗，一定能减轻关节炎患者的痛楚，促进患者早日康复。

关节炎病人要多食含硫的食物，如芦笋、鸡蛋、大蒜、洋葱等。因为骨骼、软骨和结缔组织的修补与重建都要以硫为原料，同时硫也有助于钙的吸收。大量食用含组氨酸的食物，如稻米、小麦和黑麦等。因为许多关节炎患者体内积聚大量的铜和铁，而组氨酸有利于清除机体过剩的金属。经常吃新鲜的菠萝，可减少患部的感染。保证每天都吃一些富含维生素的食物，如亚麻子、稻米麸、燕麦麸等。少食或不食花椒、茄子、番茄、土豆等茄属蔬菜，以防这些食物的茄碱干扰患者的酶，而造成疼痛不适。禁服铁或含铁的复合维生素。因为铁与疼痛、肿胀和关节损伤有关。不要经常使用铁锅烹饪。

关节炎患者平时要多吃些对关节炎有益的营养食品。比如葡萄子精华素所含的天然维生素 C 和 OPC（葡萄子中含有的一种被称为“原花色素”的物质）是天然的抗氧化剂，对关节退化引起的慢性炎症有良好的效果。芹菜子油可以治疗关节疼痛，这是因菜籽油的成分中含有对关节软骨有益的营养物质，而这种物质能够缓解关节疼痛，起到防治关节炎的作用。

还有氨基葡萄糖，氨基葡萄糖取自海产品，如虾、蟹的外壳，它对骨关节炎有正面的效果，对膝关节退行性病变有抑制退化、促进修复的功效。另外，三文鱼油与月见草油也被证实是对关节炎患者相当有益的健康食品。